RECHERCHES

ET

OBSERVATIONS

SUR LE PRURIGO,

FAITES A L'HÔPITAL SAINT-LOUIS,
PENDANT LES ANNÉES 1819, 1820 et 1821,

Par I. F. J. MOURONVAL, de Warlencourt,
Docteur en Médecine de la Faculté de Paris.

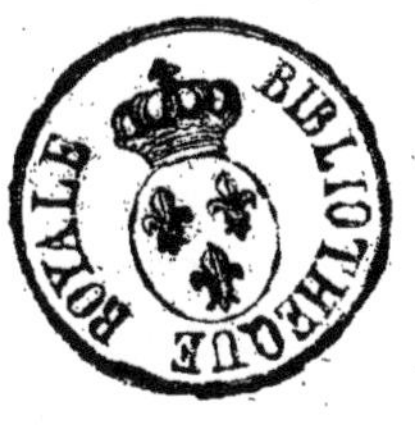

Ars tota in observationibus.

A PARIS,
Chez CROULLEBOIS, Libraire, rue des Mathurins Saint-Jacques, n.° 17.

1823.

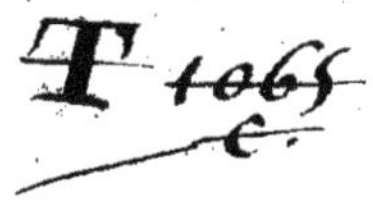

A Monsieur

Le Baron SIMÉON,

Préfet du département du Pas-de-Calais, Gentilhomme honoraire de la Chambre du Roi, Maître des Requêtes au Conseil-d'État, Officier de l'Ordre royal de la Légion d'honneur, Commandeur de l'Ordre royal des Guelphes et de l'Ordre grand Ducal de Hesse-Darmstadt.

TÉMOIGNAGE

DE RESPECT ET DE RECONNAISSANCE

Pour l'encouragement que ce Magistrat très-distingué accorde aux Sciences et aux Lettres dans le département du Pas-de-Calais.

I. F. J. Mouronval.

PRÉAMBULE.

La peau, cet organe du toucher où viennent fréquemment se peindre les plaisirs les plus doux, comme les douleurs les plus cruelles, présente souvent une foule de maladies aussi curieuses qu'utiles et importantes à connaître. Cependant, les anciens qui ont décrit la plupart des maladies avec cette rare exactitude que l'on a toujours lieu d'admirer dans toutes les autres branches de la médecine, n'ont point porté le flambeau de l'observation dans l'étude des affections cutanées. Jusqu'à ces derniers tems, la plus grande confusion a régné sur cette partie importante de la pathologie. Il était réservé à un médecin d'une sagacité profonde et d'une imagination brillante de tirer du chaos un si vaste sujet.

M. Alibert est le premier, en France, qui ait donné quelques notions sur le véritable caractère du prurigo; mais tout en payant un juste tribut d'éloges au style élégant dont ce célèbre médecin sait embellir tous ses ouvrages, on ne peut se dissimuler que la partie descriptive de cette maladie, laisse encore beaucoup de choses à désirer. La matière est loin d'avoir été épuisée; elle reste toujours étendue et féconde.

Parmi les affections cutanées que l'on confond encore quelquefois avec le prurigo, la gale est, sans contredit, la plus commune. Des médecins, d'ailleurs recommandables, pensent même que dans beaucoup de cas il est impossible de distinguer ces deux maladies. Les données que nous possédons à cet égard ne nous permettent point d'être du même sentiment, et quoique, à vrai dire, il règne quelquefois une obscurité plus ou moins grande dans certains cas particuliers, on pourra toujours, néanmoins avec une attention suffisante, porter un diagnostic certain. Nous établirons, dans ce Mémoire, les caractères propres à la gale et au prurigo ; nous ferons sentir, en même tems, la différence de ces deux affections, pour mieux apprendre à les distinguer.

C'est pour ne pas avoir apporté, dans cette distinction, toute la sévérité nécessaire, que l'on a observé tant d'accidens et que les malades ont eu si fréquemment à déplorer de fâcheuses méprises.

Placé de manière à pouvoir observer le prurigo sous ses différentes formes, et témoin des larmes et des plaintes amères que poussent à chaque instant les malheureux qui en sont atteints, j'ai dû réunir tous mes efforts pour trouver quelques moyens de guérison. Toujours circonscrit dans les bornes étroites d'une rigoureuse observation ; je ne me suis abandonné à aucune espèce de théorie ; mais j'ai cherché constamment à trouver des faits et à les rassembler pour en tirer des conséquences certaines. Je n'ai avancé aucune proposition générale, à moins qu'elle ne fût fondée sur une masse de faits exactement observés. J'ai surtout écarté toutes les hypothèses plus ou moins vraisemblables, qui ne doivent point figurer dans un recueil d'observations.

Cette manière de procéder à la description générale des maladies est sans doute très-longue et même sévère ; mais comme nous l'avons dit ailleurs, elle a l'immense avantage de nous rendre circonspects en nous donnant, pour ainsi dire, à chaque instant, la mesure de nos connaissances ; elle tempère notre imagination et retient notre esprit dans la voie de l'expérience, la seule par laquelle nous puissions être les devanciers vraiment utiles de nos successeurs.

Les recherches (1) et les observations qui font le sujet de ce Mémoire, devaient paraître, il y a deux ans, à la suite de mon *Traité sur la Gale*. J'avais lieu d'espérer que la description simultanée de ces deux maladies, qui ont tant de points de contact et que j'ai observées dans les mêmes circonstances et dans les mêmes lieux, aurait pu fournir des aperçus intéressans ; mais des occupations multipliées m'ont empêché de remplir mes intentions. Toutefois, j'ai profité de ce retard pour recueillir de nouvelles observations dans les départemens du Pas-de-Calais et de la Somme.

Je ne m'arrêterai point ici à faire ressortir toute l'importance d'une affection, qui, très-souvent, fait la désolation des malades. Pour se convaincre de cette vérité, on n'a qu'à jeter les yeux sur les malheureux qui sont en proie aux douleurs du prurigo : le tableau déchirant qu'ils présentent à l'observateur, est vraiment digne de pitié.

Puisse notre Essai être utile à l'humanité souffrante ; tel a été et tel sera toujours notre unique but.

Ces recherches ont été faites dans le service de M. Lugol. Je dois témoigner ici mes remercimens à ce savant observateur, pour les conseils utiles qu'il a bien voulu me donner dans plusieurs circonstances.

RECHERCHES ET OBSERVATIONS SUR LE PRURIGO.

Cette maladie, appelée par Franck Psydracia, a reçu le nom de Prurigo par la plupart des médecins modernes, à cause de la démangeaison vive et cuisante qui tourmente presque continuellement les malades.

Le prurigo consiste dans une éruption cutanée non contagieuse, caractérisée par le développement d'un plus ou moins grand nombre de boutons, ordinairement de couleur rougeâtre, et ne renfermant jamais ou presque jamais de liquide (1) dans leur intérieur : éruption qui est accompagnée d'une démangeaison cuisante, ou d'une sensation semblable à celle que produiraient des piqûres d'aiguilles, et qui siége le plus souvent derrière les épaules, aux lombes et à la partie interne des cuisses, très-rarement entre les doigts.

On peut observer cette maladie à la suite d'une infinité de causes différentes. Elle est souvent produite par l'usage d'une mauvaise nourriture et un séjour dans des lieux bas et humides. La malpropreté, l'abus des liqueurs alcoholiques et des salaisons, le défaut de menstruation, la suppression de cet écoulement périodique, d'une hémorragie quelconque, d'une sueur, d'une saignée habituelle, la suppression des hémorroïdes et d'un vésicatoire, ont quelquefois donné naissance à cette éruption. Les chagrins, l'âge critique, l'application des corps irritans sur la peau, les privations de toute nature et la stérilité, en sont des causes assez fréquentes. Il en est encore beaucoup d'autres qui se rencontrent plus rarement : comme le défaut d'allaitement, une frayeur, certaines localités, la perversion de l'appétit, ou l'usage des substances non alimentaires. Assez souvent une affection organique du foie, certaines fièvres, les veilles prolongées, les fatigues excessives, la pléthore, etc., occasionnent le développement de cette affection psoriforme.

(1) Je dis presque jamais, parce que nous avons observé deux fois, dans le prurigo, des vésicules renfermant une sérosité jaunâtre.

Voici plusieurs observations de prurigo produit par quelques-unes des causes que nous avons indiquées :

I.re OBSERVATION.

Prurigo produit par des revers de fortune et une misère prolongée. — Les bains de vapeurs aqueuses, administrés alternativement avec les fumigations sulfureuses, sont suivis immédiatement d'un mieux être très-remarquable.

Gosselin César, âgé de 47 ans, gantier, faisait usage d'une bonne nourriture lorsqu'il fut atteint d'une affection mentale passagère, à la suite de plusieurs revers de fortune. Quelque tems après, plongé dans une misère extrême et obligé de se nourrir d'alimens grossiers, il ne tarda pas à éprouver des démangeaisons, qui se changèrent bientôt en un sentiment de piqûres, et qui le forcèrent à se gratter. Des boutons parurent sur les cuisses, aux aisselles et sur diverses parties du corps. Ils cédèrent, en peu de tems, aux frictions sulfuro-alcalines; mais deux mois s'étaient à peine écoulés, que l'éruption prurigineuse reparut de nouveau. Gosselin entra à l'hôpital Saint-Louis, le 14 août 1820, deux ans et demi après l'invasion de sa dernière maladie. Nous ne pûmes voir ce malade que dans les premiers jours du mois de septembre; il était alors dans l'état suivant: la poitrine et l'abdomen présentaient un grand nombre de boutons rouges et très-élevés, il y avait des croûtes grisâtres sur les cuisses, le col et le dos. On remarquait aussi des ulcérations plus ou moins étendues, disséminées çà et là, à la partie interne des membres abdominaux et aux aisselles. La démangeaison était très-forte, principalement pendant la nuit; elle était surtout fort ardente au cuir chevelu, où on observait un assez bon nombre de boutons rouges. (Fumigations sulfureuses, bains de vapeurs alternativement), Gosselin supporta très-bien les bains et les fumigations; après leur administration, il se trouvait beaucoup plus léger (c'est son expression), et la journée se passait sans qu'il éprouvât presque aucune démangeaison. La guérison eut lieu dans les premiers jours du mois de novembre.

II.me OBSERVATION.

Prurigo produit par une mauvaise nourriture, par des revers de fortune et un séjour dans des lieux bas et humides. — Des moyens convenables procurent une guérison de courte durée. La maladie ne tarde pas à reparaître sous l'influence d'un mauvais régime et d'une habitation malsaine.

Manteau Geneviève, âgée de 68 ans, sans état, fut réglée à l'âge de 21 ans, et continua de l'être assez régulièrement jusqu'à l'époque critique, qui eût lieu à 55 ans. Née de parens très-sains, elle ne fut jamais atteinte de la gale ni du prurigo. Elle était autrefois marchande épicière et faisait usage d'une bonne nourriture; des revers de fortune l'ayant forcé, il y a douze ans, à quitter son état, elle dissipa peu-à-peu ce qu'il lui restait, et fut obligée ensuite de vivre très-médiocrement et de demeurer dans des lieux humides et très-populeux.

Au commencement du printems de l'année 1820, Manteau commença à éprouver des démangeaisons et des picotemens sur diverses parties du corps; bientôt parut une éruption rougeâtre sur la poitrine, l'abdomen et le dos; cette éruption augmenta d'intensité, et la malade vint à l'hôpital Saint-Louis au mois de juillet 1821. Elle y fut traitée par une solution de savon blanc dans l'alcohol, dans les proportions suivantes :

Alcohol.	2 livres.
Savon blanc.	4 onces.

Manteau sortit de l'hôpital Saint-Louis, paraissant bien guérie, après un séjour de deux mois.

Quinze jours s'étaient à peine écoulés depuis qu'elle était rentrée dans son habitation et qu'elle avait repris l'usage de sa nourriture, qu'une nouvelle éruption se manifesta. Cette malade entra à l'hôpital Saint-Louis, le 3 octobre 1821. Voici son état : taches verdâtres, arrondies sur la poitrine et les épaules; il y a en ces endroits des boutons rouges et élevés. On observe aussi à la nuque, derrière les épaules et sur les bras, des égratignures et des croûtes rugueuses, grisâtres, d'une étendue plus ou moins considérable. Démangeaison insupportable. (Lotion sulfureuse (1), bains simples.) Ce traitement fut suivi des plus heureux résultats. La démangeaison diminua peu-à-peu, et la guérison fut achevée au commencement du mois de novembre.

III.me OBSERVATION.

Prurigo dont le développement paraît avoir pour cause une grande misère. — Les bains simples, le vin de quinquina et les sucs d'herbes procurent une prompte guérison.

Emart Adelaïde, âgée de 46 ans, fille, couturière, d'une constitution grêle et sèche, a été réglée à l'âge de 11 ans et continue de l'être depuis cette époque, mais assez irrégulièrement; elle est née de parens très-sains

---

(1) Cette lotion sulfureuse est composée ainsi qu'il suit :

℞ Soufre précipité du sulfure de potasse.	1 livre.
Eau.	4 livres.

Il faut agiter la liqueur chaque fois qu'on s'en sert.

qui n'ont jamais eu d'affection cutanée. Cette fille, obligée de demander l'aumône, fait habituellement usage d'une mauvaise nourriture et n'a point de demeure fixe. La misère paraît être la cause de l'affection prurigineuse qui s'est développée il y a plusieurs mois. Voici l'état d'Emart à son entrée à l'hôpital Saint-Louis, le 20 octobre 1820 : les bras, les épaules, la poitrine, le dos et la partie interne des cuisses laissent apercevoir des taches grisâtres et des croûtes plus ou moins grandes, d'une couleur noirâtre ; il y a en outre beaucoup de boutons farineux et d'écailles blanchâtres, rendant la peau rugueuse. Il n'existe point de démangeaison ; mais bien des picotemens semblables à des piqûres d'épingle. Il n'y a point d'exacerbation pendant la nuit. La tête est recouverte d'une teigne très-intense qui s'est manifestée depuis huit jours. La figure est pâle et jaune, les yeux sont enfoncés. En un mot, tout semble annoncer que cette femme a essuyé toutes sortes de privations. (Cataplasmes émolliens sur la tête, suivis de l'application de la poudre de charbon ; bains simples, sucs d'herbes, vin de quinquina 4 onces chaque matin) ; ces moyens continués jusqu'au 8 novembre, procurent la guérison du prurigo. La peau est souple et présente seulement quelques petites taches brunes dans la place des boutons et des croûtes. La tête est aussi parfaitement nette. Il n'y a plus de picotemens et l'état général est beaucoup meilleur.

IV.me OBSERVATION.

Prurigo occasionné par une peur, et guéri en peu de tems par les bains sulfureux et les fumigations sulfureuses alternativement.

Gaudry Véronique, âgée de 17 ans, n'était pas encore réglée lorsqu'elle entra à l'hôpital Saint-Louis, le 9 octobre 1820. Deux mois auparavant, elle avait vu paraître sur tout son corps, à la suite d'une peur, un grand nombre d'élévations larges, aplaties, sans changement de couleur à la peau et quelques-unes coniques, d'une couleur rouge. Lorsque la malade entra à l'hôpital Saint-Louis, elle éprouvait des picotemens continuels ; mais qui se faisaient plus particulièrement sentir pendant la nuit ; il y avait sur la poitrine, la région lombaire et les cuisses, des duretés rouges et des croûtes brunâtres, arrondies, peu étendues et assez saillantes. La peau était comme farineuse. Il y avait aussi derrière les épaules et à leur partie antérieure, des excorriations rouges, irrégulièrement arrondies ; la peau offrait une teinte rougeâtre dans leur intervalle. On observait également des taches blanchâtres et des petites éminences coniques, à tête noire, sur les mamelles, le dos et les jambes. (Fumigations sulfureuses, bains sulfureux alternativement.)

Gaudry sortit de l'hôpital Saint-Louis, le 31 octobre 1820. Elle était complètement débarrassée de son affection prurigineuse.

V.me OBSERVATION.

Prurigo qui paraît avoir pour cause l'usage des liqueurs fermentées à la suite de violens chagrins ; il y a aux plis des articulations, un suintement séreux abondant. L'affection disparaît et reparaît presque instantanément. — Les bains sulfureux sont très-utiles.

Louvet Joséphine, âgée de 28 ans, en service, fille, fut réglée à 12 ans, et continue de l'être depuis cette époque assez régulièrement. Elle eut, dans sa jeunesse, une santé florissante qui ne fut jamais troublée par la gale ni le prurigo. Louvet entra à l'hôpital Saint-Louis, au mois d'octobre 1821. Huit jours avant son entrée, elle éprouva des chagrins violens et des contrariétés très-fortes qui la firent tomber évanouie dans les rues. On la transporta quelque tems après chez elle, et on lui administra du vin chaud sucré en abondance. Pendant la nuit, cette malade ressentit une vive cuisson, accompagnée d'une ardeur brûlante sur tout le corps. Le lendemain matin le tronc et les membres supérieurs étaient couverts de boutons saillans, d'une couleur rouge; ces boutons occasionnaient un sentiment d'ardeur intolérable. Toutes les fonctions, d'ailleurs, s'exécutaient bien.

Le 19 octobre 1821, Louvet se trouve dans l'état suivant : boutons rouges, saillans sur les bras et les épaules ; ils sont en grande quantité et présentent une dureté assez considérable, plusieurs sont grouppés en masse et forment des plaques irrégulièrement arrondies, d'une grandeur variable. On observe çà et là beaucoup de petites excoriations rouges, entremêlées de croûtes rugueuses plus ou moins élevées, et en général, de peu de largeur. Les plis des bras laissent suinter une sérosité abondante et limpide, formant, par sa dessication, des lamelles blanchâtres et jaunâtres qu'on peut enlever facilement par de légères frictions. Sur l'abdomen et aux lombes, c'est une éruption de petites éminences coniques et d'un rouge vif. (Petit lait, sucs d'herbes, bains simples.) Soulagement momentané. Nous avons été fréquemment témoins d'un phénomène tout à la fois fort curieux et très-remarquable. En examinant la malade à divers époques de la journée, il nous est arrivé plusieurs fois de trouver le corps entièrement nettoyé, et ne présentant autre chose que quelques légères rougeurs. Dans d'autres cas, nous avons vu une éruption abondante se manifester tout à coup sur diverses parties du corps, et se terminer d'elle-même au bout de 5, 10 ou 15 minutes, quelque fois 3 ou 4 heures, et rarement plus tard. Quand l'éruption, à raison de diverses circonstances, persistait plus long-tems, la démangeaison devenait ardente, la malade ne gardait plus aucun ménagement; elle se grattait avidement et de-là résultaient de petites excoriations ou des éminences rougeâtres et quelque fois noirâtres. Ce phénomène ne manquait pas de se manifester chaque fois que Louvet sortait d'un bain simple tiède, qu'elle s'approchait d'un foyer ardent ou qu'elle s'exposait aux rayons d'un soleil brûlant. (Bains sulfureux, tisane amère.) Un abcès se développa à l'aisselle gauche et se termina par suppuration; l'éruption rougeâtre ne reparut plus à la suite des bains; mais elle se manifesta encore à diverses époques de la journée; elle devint enfin beaucoup moins abondante et moins fréquente par l'usage des bains sulfureux, et des amères combinés avec les sels neutres.

Louvet sortit guérie de l'hôpital Saint-Louis, le 15 décembre 1821.

VI.me OBSERVATION.

Prurigo produit par une affection hépatique; sa suppression augmente l'affection du foie et donne naissance à divers phénomènes remarquables. Il y a en outre complication avec une maladie du cœur. La démangeaison est beaucoup plus ardente qu'avant la suppression de cet exanthême.

Neyme, Marie-Thérèse, âgée de 70 ans, fille, réglée à 17 ans, n'éprouva aucune affection jusqu'à son époque critique, qui eut lieu à 52 ans. Elle ressentit alors des douleurs dans la région hépatique avec une sorte de resserrement à l'épigastre. La peau devint jaune sans éruption, il y avait ordinairement peu d'appétit et une constipation assez marquée, mais passagère. Les excrémens n'étaient point décolorés. Elle se trouva fort bien des boissons délayantes aiguisées avec un sel neutre et de l'usage des pilules savonneuses de tems en tems. Parvenue à l'âge de 60 ans, les douleurs se dissipèrent et la santé se rétablit parfaitement. Vers le mois de septembre 1820, elle éprouva de nouveau des douleurs au foie, qui durèrent pendant trois mois avec constipation et couleur jaune de la peau; les urines devinrent aussi jaunâtres et les matières fécales blanchâtres. On obtint la guérison par les moyens indiqués ci-dessus. Il y a environ deux mois, à la suite d'une contrariété très-forte et de chagrins profonds, il se manifesta sur la face et une grande partie du corps, une éruption de boutons rouges qui persistèrent pendant six semaines, avec une forte démangeaison. Ils se supprimèrent il y a quinze jours à la suite d'un refroidissement. De-là, gêne extrême pour respirer, douleurs obtuses à la région épigastrique et dans le côté gauche de la poitrine; bouche mauvaise, point d'appétit. Depuis la suppression de l'exanthème cutané, la démangeaison est beaucoup plus vive qu'auparavant, la malade ne peut point, par-fois, résister au désir de se gratter fortement. Le corps devient rouge, et, dans plusieurs endroits, cette rougeur est circonscrite et accompagnée de quelques boutons qui ne tardent point à s'effacer.

Neyme est sujette, d'ailleurs, depuis plusieurs années, à des battemens de cœur, elle a fréquemment des réveils en sursaut, elle ne peut monter un escalier qu'avec une extrême difficulté, et elle éprouve alors des palpitations. Ses pommettes sont vergetées. Tel est l'état de cette malade à son entrée à l'hôpital Saint-Louis, le 3 novembre 1821.

La diète, l'usage des délayans et les irritans à l'extérieur, furent d'abord d'un grand secours; une partie de l'éruption reparut avec un avantage marqué; plus tard les sucs d'herbes, le petit lait aiguisé avec un sel neutre, les minoratifs, administrés de tems en tems, procurèrent quelque soulagement. Neyme est encore actuellement à l'hôpital Saint-Louis, 22 mai 1822.

Toutes les classes de la société peuvent être affectées du prurigo. Les derniers jours de nos hommes de lettres les plus recommandables ont été tourmentés par cette cruelle maladie. On trouve même dans l'histoire que des têtes couronnés n'ont point pu s'y soustraire. Cependant on l'observe bien plus fréquemment chez les pauvres que chez les riches; on pourra facilement se rendre compte de cette fâcheuse prédilection, en ayant égard aux causes qui produisent le prurigo: causes qui se trouvent réunies en bien plus grand nombre dans la classe indigente que dans celle qui est opulente; en effet, les causes les plus fréquentes de cette affection sont, pour les riches, les fatigues, les veilles, la cessation de la menstruation, les chagrins, la tristesse, etc.; toutes circonstances qui peuvent se rencontrer également chez les pauvres qui en éprouvent une foule d'autres; comme la malpropreté, l'usage d'une mauvaise nourriture, le séjour dans des lieux bas et humides, etc.

Le prurigo est plus commun dans la vieillesse que dans l'âge viril et la jeunesse; on en trouve encore la raison dans la considération des causes, car nous avons vu précédemment que les riches étaient moins sujets, par leur position, à contracter le prurigo que les pauvres; or, les vieillards de la classe indigente, que leur âge rend moins aptes au travail, sont bien plus exposés à être soumis à l'influence de cette maladie, que les jeunes gens de cette même classe, qui peuvent mieux se procurer les besoins de la vie, changer plus fréquemment de linge et se soustraire à la plupart des causes qui la produisent.

On reçut à l'hôpital Saint-Louis, pendant l'année 1819, cent onze prurigineux; sur ce nombre, il y en avait soixante-quinze qui avaient plus de trente ans. Parmi ces soixante-quinze malades, beaucoup étaient sexagénaires ou septuagénaires (1).

Quoique l'époque des développemens des règles, les dérangemens qu'elles peuvent subir dans leurs cours et l'âge critique, soient tout autant de circonstances qui exposent les femmes au prurigo, les hommes, néanmoins, y paraissent plus particulièrement sujets.

A l'hôpital Saint-Louis, sur cent onze prurigineux; que l'on reçut pendant l'année 1819, on comptait soixante-quatorze hommes et trente-sept femmes. (Voyez le tableau à la fin de ce Mémoire (2).)

Relativement aux tempéramens, nous avons cru remarquer que les individus d'une constitution bilieuse y étaient plus exposés que les autres.

Les professions auxquelles le prurigo accorde la préférence sont, les militaires en activité de service, les militaires retirés, les journaliers, etc.; les personnes qui n'ont point d'état (3), contractent aussi très-souvent cette maladie. Les femmes qui ont été mal réglées, ou celles qui l'ont été très-difficilement, sont souvent tourmentées par des affections prurigineuses. Ces éruptions ne peuvent elles pas être considérées, dans ce cas, comme des espèces d'émonctoires, à l'aide desquels l'économie animale se débarrasse de certaines matières qui auraient dû être portées au dehors par les fonctions naturelles qui n'ont point eu lieu, ou qui se sont exercées d'une manière très-irrégulière?

Les vieilles filles sont très-souvent attaquées du prurigo: cette observation, qui nous semble fort remarquable, nous avons eu occasion de la répéter un grand nombre de fois à l'hôpital Saint-Louis, où sont réunies les maladies cutanées de toute espèce.

Ce serait ici, je crois, le lieu de répéter ce qu'avance un professeur distingué, M. Richerand, au sujet d'une maladie très-grave..... Il semble, dit-il, que la nature veuille ainsi se venger de la transgression à ses lois.....

Le prurigo s'observe dans toutes les saisons de l'année; cependant il se rencontre plus fréquemment dans les hôpitaux, au commencement de l'hiver, et en été, qu'à toute autre époque. Cela dépend, je crois, de la diminution qu'éprouvent beaucoup de travaux au commencement des tems froids; les prurigi-

---

(1) Ce que je viens de dire pour 1819, je l'ai répété pour plusieurs autres années, et j'ai rencontré à-peu-près les mêmes résultats.

(2) Je ferai encore remarquer ici que ce qui vient d'être dit, au sujet de l'année 1819, est également applicable à toutes les autres années, où l'on reçoit toujours, à l'hôpital Saint-Louis, plus de prurigineux que de prurigineuses.

(3) Je n'entends parler que des personnes indigentes.

ceux qui ont continué, pendant quelque tems, d'exercer leur profession avec cette maladie, entrent alors dans les hôpitaux pour s'en faire guérir et se soustraire à l'intempérie des saisons. Il est certain aussi que le développement, ou l'accroissement de cette maladie, a lieu plus facilement pendant les tems chauds que pendant les autres saisons de l'année. Tels sont, du moins, les résultats de nos observations sur un assez bon nombre de prurigineux.

Cette affection est le plus souvent sporadique; elle est parfois épidémique. Hoffmann rapporte une épidémie de ce genre qui eut lieu à Halle, en 1776.

Très-souvent on a confondu la gale avec le prurigo et beaucoup d'épidémies que l'on a regardées comme galeuses, n'étaient autre chose que des affections prurigineuses. C'est ainsi qu'on observe souvent parmi les soldats, dans les hôpitaux militaires ambulans, des prurigos qui se développent et s'accroissent par le défaut de propreté, l'habitude de porter des habits mouillés, l'usage d'une mauvaise nourriture, la suppression de la transpiration, etc. La gale épidémique, dont parle Ramazini, semblait tenir à des causes de cette nature, comme l'observe très-judicieusement M. le professeur Pinel.

Il existe des pays où le prurigo est endémique, comme dans certaines provinces de l'Espagne, par exemple, où les habitans, plongés dans une misère extrême, joignent à une grande paresse, des habitudes grossières. On remarque, communément à Saint-Domingue, des éruptions psoriformes, qui attaquent ordinairement ceux qui séjournent dans ce pays, et qui les quittent lorsqu'ils en sortent. Un de mes amis, M. le docteur Leviez, a eu aussi occasion de voir régner cette maladie endémiquement dans les provinces illyriennes.

C'est surtout sur les bords de la mer que le prurigo est endémique. Dans ces endroits, en effet, tout concourt à produire et à propager cette maladie : habitation dans des lieux humides, respiration d'un air mal-sain, usage d'une nourriture salée, des mauvaises eaux, etc.; c'est cette affection qui, pour le dire en passant, a souvent été décrite, par les auteurs, pour une gale endémique, parce qu'on n'a point assez fait attention que le concours de ces causes si propres à produire le prurigo, et qui constitue, pour ainsi dire, son essence; que ce concours de causes, dis-je, n'a aucune influence sur le développement ou la propagation de la gale.

Dans quelques occasions, le prurigo semble attaquer plus particulièrement les étrangers : on dit que les Tartares qui sont en Russie sont fréquemment atteints d'une affection prurigineuse, mortelle pour la plupart d'entre eux.

Quelquefois le prurigo se développe d'une manière critique : nous avons eu occasion de voir, à l'hôpital Saint-Louis, se manifester de semblables éruptions à la fin de certaines fièvres, de quelques maladies aiguës, etc; dans plusieurs cas, elles ont terminé avantageusement ces maladies, et dans d'autres, elles ont procuré une grande amélioration. Voici un cas de ce genre que je crois utile de consigner ici.

VII.e OBSERVATION.

Prurigo développé à la suite d'une maladie aiguë, avec soulagement très-notable. — Quelques bains d'eau simple sont d'une grande efficacité.

Dauthuille, Anne-Louise-Catherine, âgée de 8 ans, d'une bonne constitution, demeurant à Warlencourt (arrondissement d'Arras), éprouva, dans le courant du mois de février 1822, tous les phénomènes d'une fièvre bilieuse très-intense. Il y avait des exacerbations très-fortes tous les jours, et les nuits étaient fort agitées. Au dixième jour de la maladie, l'abdomen devint sensible au toucher; le lendemain la douleur s'accrut, et une tuméfaction assez forte se développa; les selles, d'ailleurs, étaient libres. (Fomentations émollientes, eau miellée, lavemens émolliens, bouillon de veau). Les mêmes phénomènes persistèrent pendant trois jours avec la même intensité. Tout-à-coup il parut, vers le soir, une éruption rouge avec une forte démangeaison: cette éruption, qui commença par la face, s'étendit sur la poitrine et le bas-ventre. La nuit suivante les douleurs abdominales cessèrent presque entièrement, et le lendemain le ventre diminua de volume ainsi que les jours suivans. Depuis lors Dauthuille marcha rapidement vers la guérison. On laissa l'éruption subsister pendant environ quinze jours; on administra ensuite quelques bains d'eau tiède qui la firent disparaître insensiblement. Nous avons vu plusieurs fois, à l'hôpital Saint-Louis, paraître tout-à-coup de ces sortes d'éruption, à la suite de certains accouchemens. En voici une observation.

VIII.e OBSERVATION.

Prurigo déclaré peu de tems après l'accouchement et guéri assez rapidement par les bains sulfureux et les fumigations sulfureuses alternativement.

Marion, Marie-Anne, fille, âgée de 18 ans, faisant usage d'une bonne nourriture, entra à l'hôpital Saint-Louis, le 22 septembre 1820, pour y être traitée d'une affection prugineuse qu'elle portait depuis quatre mois: cette éruption s'était développée très-peu de tems après un accouchement laborieux et son invasion avait été précédée d'une forte démangeaison. Lorsque nous vîmes la malade, le 23 septembre, elle offrait les phénomènes suivans: boutons rouges, coniques sur la poitrine, taches brunâtres sur les avant-bras, le dos et le col, entremêlées de croûtes saillantes, irrégulières; ulcérations assez étendues sur ces diverses parties, qui présentent généralement une rougeur bien prononcée. (Fumigations sulfureuses, bains sulfureux alternativement.) Le 6 octobre il ne reste plus que les boutons du col, ailleurs ce sont des taches rouges qui les remplacent. L'épiderme, examiné à la loupe, ne paraît point avoir été enlevé. Au 15 octobre, il n'y avait plus aucune trace de boutons depuis quelques jours, lorsqu'une nouvelle éruption, très-rouge, se déclara sur les membres supérieurs. On continua d'administrer, alternativement, les bains sulfureux et les fumigations sulfureuses qui procurèrent la guérison. Marion sortit de l'hôpital Saint-Louis, le 30 octobre 1820.

Il n'est point rare d'observer des affections prurigineuses pendant les maladies chroniques. Un traitement inconsidéré peut, dans ces circonstances, produire des accidens plus ou moins graves, suivant la nature des moyens curatifs, l'ancienneté de l'éruption, la maladie avec laquelle elle se complique, la constitution individuelle, l'âge, etc.

DESCRIPTION GÉNÉRALE.

Le prurigo peut se développer, indistinctement, sur toutes les parties du corps. Le plus souvent, néanmoins, il commence par les épaules, la région lombaire et la partie interne des cuisses. L'invasion est quelquefois brusque et instantanée, comme cela arrive assez ordinairement à la suite d'une peur, de la suppression des règles, d'une hémorragie quelconque, etc. ; en certains cas, elle ne se manifeste qu'après une série de phénomènes divers et un laps de temps plus ou moins long. Dans quelques circonstances, le développement de cette maladie est général, plus souvent il est partiel. Au reste, l'époque de l'invasion varie considérablement suivant les causes, la constitution individuelle, les saisons, les circonstances concomittantes et suivant les ménagemens du malade, qui porte quelquefois les mains sur son corps, l'arrache et l'ensanglante avant qu'il paraisse aucune éruption.

Le prurigo est ordinairement précédé d'une grande démangeaison sur diverses parties du corps : cette démangeaison persiste pendant quelque tems et devient de plus en plus ardente ; elle augmente beaucoup pendant la nuit et la chaleur du jour, ou bien lorsque le corps s'échauffe d'une manière quelconque ; elle est quelquefois si violente, que les malades sont obligés de quitter leur lit pour se promener dans la chambre. (*Obs. XX.*)

Le prurigo s'annonce, tantôt sous la forme de petites élévations rougeâtres, d'autrefois par des espèces d'ampoules avec ou sans changement de couleur à la peau. Quelquefois les malades éprouvent seulement une démangeaison ardente, sans éruption sensible, et l'organe cutané présente une rougeur variable.

La peau offre assez souvent des gerçures plus ou moins considérables dans différens points de son étendue, et acquiert parfois une épaisseur très-grande. Quand la maladie est ancienne, surtout si on l'observe chez les vieillards, on voit l'épiderme s'enlever par écailles farineuses, ou bien on remarque une espèce de poussière blanchâtre répandue çà et là sur le tronc et les membres. Dans quelques circonstances, ce sont des taches grisâtres, irrégulières, ou des ulcérations de diverses grandeurs. Lorsqu'on porte les mains sur le corps, pour calmer le sentiment insupportable de la démangeaison, une vive cuisson se fait sentir et le malade se croit comme environné d'un feu ardent.

Au reste, l'ancienneté de la maladie, les altérations de différente nature qu'elle peut subir, soit par de mauvais traitemens, soit par des frottemens sans ménagement, peuvent lui faire prendre différentes formes, au point qu'il est quelquefois difficile de la reconnaître. Nous exposerons, au diagnostic, les états divers sous lesquels on peut rencontrer le prurigo. Nous nous attacherons principalement à bien caractériser l'état dans lequel on l'observe ordinairement, et à déterminer les caractères qui le rapprochent et le différencient de la gale.

Les vieillards qui sont affectés du prurigo éprouvent souvent des douleurs cruelles; chez eux, l'éruption est, en général, très-abondante (1), accompagnée d'une grande quantité d'égratignures, d'ulcérations et d'une desquamation abondante de l'épiderme. Il y a, dans beaucoup de cas, des furoncles ou des abcès qui affectent plus particulièrement les aisselles. Ces vieillards ont souvent une physionomie particulière, leur teint est jaunâtre, leurs traits sont tirés et il existe un état de maigreur plus ou moins considérable. Quand cette maladie existe depuis longtems et qu'elle est abandonnée à elle-même, l'appétit se pervertit, un amaigrissement remarquable se déclare avec insomnie, trouble des fonctions, dépérissement et même la mort. (*Obs. XVII.*) Le prurigo est une des maladies les plus cruelles qui puissent affecter le corps humain; les malades qui en sont atteints disent, très-souvent, qu'ils ne trouvent point d'expression assez forte pour exprimer leur tourment. Une vieille et malheureuse fille, à laquelle nous avons eu occasion de donner nos soins à l'hôpital Saint-Louis, nous répétait souvent, qu'il lui semblait que sa chemise était garnie de pointes, qui se redressaient quand elle faisait quelques mouvemens.

---

(1) Le contraire a lieu pour la gale, où l'éruption paraît être moins abondante dans la vieillesse qu'à toute autre époque de la vie.

(*Recherches et Observations sur la Gale, faites à l'hôpital Saint-Louis, etc.*, par F. J. Mouronval, D. M. P.)

Les enfans qui apportent cette affection en naissant, ou peu de tems après, peuvent la conserver pendant longtems sans inconvénient grave. (*Obs. XII.*)

Variétés. — Nous distinguerons deux variétés de prurigo : l'une, que nous nommerons, avec M. Alibert, *formicans* (1), et l'autre, *pedicularis* ou pediculaire. Nous allons successivement décrire ces deux varietés, en commençant par celle qui est la plus commune.

Prurigo *formicans*. — Cette variété s'annonce ordinairement par une démangeaison ardente sur une partie du corps; tantôt les malades croient sentir des milliers de fourmis qui parcourent toute l'étendue de la peau ; d'autres fois, ils éprouvent des picotemens semblables à ceux que produiraient des pointes d'aiguilles rougies, qu'on enfoncerait sous la peau ; dans quelques cas, c'est une ardeur brûlante qui augmente considérablement par les frottemens. Des élévations, à peine sensibles à l'œil, se manifestent bientôt et sont souvent arrachées par les ongles des malades; quelquefois elles augmentent de volume, leur base devient extrêmement dure et leur sommet prend une couleur jaunâtre ou brunâtre ; rarement elles se remplissent de sérosité ; assez ordinairement le sommet des boutons est entièrement détruit, et il en résulte des ulcérations arrondies, irrégulières et d'une étendue variable ; leur circonférence paraît être plissée. La couleur des ulcérations varie suivant leur ancienneté ; elles sont d'abord rouges et baignées d'une matière séro-sanguinolente ; ensuite elles pâlissent et finissent souvent par se recouvrir d'une croûte grisâtre ou brunâtre, résultant de la dessication du liquide. Lorsque l'éruption est récente, il y a de la rougeur dans l'intervalle des boutons ou des ulcérations ; mais quand elle est ancienne, la base des éminences prurigineuses ne présente point de changement de couleur à la peau, qui est rugueuse, inégale, sillonnée, et sur laquelle on observe des furoncles en divers endroits. On remarque aussi fréquemment des taches d'une couleur verdâtre. Le prurit est beaucoup plus ardent la nuit que le jour ; il est quelquefois si violent, que l'insomnie en est la suite, et que les malades sont obligés de quitter leur lit.

Prurigo *pedicularis*. — Cette variété est caractérisée par une forte démangeaison qui augmente beaucoup par la chaleur. Une foule de petits poux (genre pédiculaire), recouvrent ordinairement le tronc ou les membres, et quelquefois toutes ces parties en même tems. Les malades portent continuellement les mains sur le corps et y produisent des altérations diverses. Il se développe des éminences dont

(1) Le mot *formicans* n'exprime pas toujours rigoureusement la sensation qu'éprouvent les malades ; mais comme il s'applique à la généralité des cas, nous avons cru pouvoir l'adopter sans inconvénient.

la base est large. Il y a peu de changemens de couleur à la peau ; quelquefois ce sont de petites élévations coniques et rougeâtres. On remarque aussi des excoriations et des égratignures de grandeur et de couleur variables. La peau, plus ou moins altérée, suivant l'ancienneté de la maladie, est ordinairement jaune ; la face présente souvent un aspect particulier, difficile à décrire, et il y a un état de maigreur assez prononcée. On observe, dans le plus grand nombre des cas, des taches verdâtres, irrégulières, assez étendues ; elles sont parfois réunies en grand nombre et forment des espèces de plaques d'une grandeur considérable.

Les observations suivantes pourront donner une idée de cette variété.

IX.me Observation.

Prurigo pédiculaire produit par la misère et la malpropreté. — Les fumigations sulfureuses et les bains sulfureux alternativement, amènent une prompte guérison.

Bibrelle, Victoire-Antoinette-Henriette, veuve, âgée de 67 ans, sans état, n'avait jamais eu la gale ni d'affection cutanée, lorsque, plongée dans une extrême misère et négligeant tous les soins de propreté, elle vit paraître, sur les bras et les cuisses, beaucoup de petits boutons rougeâtres, avec une démangeaison ardente. Cette éruption fut produite par une foule de petits poux qui semblaient sortir de toutes les parties du corps. Pendant le jour, la démangeaison était beaucoup moins vive que pendant la nuit. Bibrelle entra à l'hôpital Saint-Louis, le 26 septembre 1820. Il y avait alors des plaques grisâtres, ou plutôt verdâtres, arrondies, assez larges, dont le pourtour était légèrement rouge. Ces plaques étaient rugueuses, peu saillantes au-dessus du niveau de la peau. On observait aussi des excoriations dont le pourtour offrait des rides plus ou moins prononcées. Les membres seuls étaient le siége de cette éruption ; il n'y en avait point autour des épaules. (Fumigations sulfureuses et bains sulfureux alternativement.) Des furoncles se manifestèrent au dos. Guérison le 2 novembre 1820. Bibrelle resta encore quelques tems après à l'hôpital pour s'assurer de l'entière guérison.

X.me Observation.

Prurigo pédiculaire, dans lequel les bains sulfureux et les fumigations sulfureuses administrées tour-à-tour, sont d'une très-grande efficacité.

Lesage, Julie, âgée de 30 ans, ouvrière en coton, entra à l'hôpital Saint-Louis, le 23 août 1820 ; elle portait depuis trois mois une éruption fort intense qui avait été précédée d'une démangeaison ardente. On voyait un grand nombre de boutons assez élevés, la plupart sans changement de couleur à la peau. on remarquait en outre beaucoup d'ulcérations dont la circonférence était comme froncée; les douleurs étaient semblables à celles que produiraient des piqûres de punaises (c'est l'expression de la malade); elles étaient beaucoup plus vives la nuit que le jour. En examinant la peau attentivement, nous apperçûmes une multitude d'insectes très-petits, qui occupaient plus particulièrement les aisselles, la partie antérieure de la poitrine et les épaules. On administra les fumigations sulfureuses et les bains sulfureux alternativement. A la suite de la première fumigation, plus de la moitié des boutons disparurent; on trouva à leur place une petite ulcération circulaire, laissant voir au fond un nouvel épiderme. Lesage sortit de l'hôpital Saint-Louis, le 27 septembre 1820, parfaitement bien guérie.

XI.me Observation.

Prurigo pédiculaire guéri par les frictions sulfuro-alcalines.

Crépet, Elizabeth, âgée de 57 ans, lingère, vivait habituellement dans la misère. Depuis son époque critique, qui eût lieu à 47 ans, elle éprouvait, de tems en tems, des démangeaisons qu'elle calmait par des bains. Elle entra à l'hôpital Saint-Louis, le 11 novembre 1820, pour y être traitée d'une affection prurigineuse, qu'elle portait depuis deux mois. Cette affection avait été précédée d'une forte démangeaison. Une immense quantité de vermines recouvrait les bras, la poitrine, le bas-ventre, les cuisses et les jambes. Il y avait beaucoup de boutons rouges, de croûtes grisâtres et d'ulcérations plus ou moins étendues. La démangeaison et les picotemens étaient si violens que cette malade était obligée de prendre un linge ou toute autre chose pour se frotter le corps. Pendant la nuit, elle ne pouvait presque point goûter de repos. (Frictions sulfuro-alcalines, bains simples): ces moyens furent suivis d'heureux résultats, et la guérison fut obtenue dans un espace de tems assez court.

Les petits *pédiculaires* qui produisent et entretiennent le prurigo, semblent prendre naissance dans l'intérieur de la peau; il est certain, du moins, qu'ils se logent souvent sous l'épiderme. Le fait suivant, que nous avons observé plusieurs fois, ne laisse aucun doute à cet égard.

Plusieurs malades, affectés de prurigo *pedicularis*, vinrent successivement réclamer des secours à l'hôpital Saint-Louis. On leur administra d'abord des bains d'eau simple pour nettoyer le corps. En sortant du premier bain, on leur donna du linge blanc et on les fit coucher dans un lit très-propre. La peau paraissait alors parfaitement nette. Nous fûmes plus d'une fois très-surpris de voir, un instant après, la chemise de quelques-uns de ces malades couverte, pour ainsi dire, de ces petits poux. Leur origine ne pouvait être équivoque. La peau seule avait pu les fournir.

Il paraîtrait même que ces petits animaux se plairaient mieux chez certaines personnes que chez d'autres. Nous avons entendu dire plusieurs fois, à quelques malades, que ces insectes venaient naturellement sur leur corps, et que c'était en vain qu'ils mettaient en usage tous les soins de propreté. Il est cependant à remarquer que cette disposition particulière du corps à engendrer ces insectes, ne s'était souvent manifestée qu'après une misère plus ou moins prolongée.

Siége. — On peut observer le prurigo sur toutes les parties du corps ; mais il est des endroits qu'il affecte de préférence, tels sont les épaules, les aisselles, la région lombaire, le col, etc ; assez souvent les plis des articulations et quelquefois la face. (*Obs. V, XII, XIV.*)

Le siége du prurigo dans l'un de ces derniers endroits, est même (pour le dire en passant), un des caractères principaux qui le font distinguer de la gale. On l'observe très-rarement entre les doigts, autre caractère distinctif dont nous nous servirons pour établir ailleurs le diagnostic de cette maladie.

Le prurigo affecte quelquefois une partie du corps exclusivement. C'est ainsi qu'il attaque, en certains cas, la plante des pieds, le scrotum, etc.

On l'a vu affecter le clitoris et produire chez les femmes des sensations très-incommodes, des ardeurs intolérables, etc.; lorsqu'il affecte les organes génitaux, l'appétit vénérien est augmenté, les femmes se livrent entièrement à leur désir, ou bien elles se masturbent et finissent quelquefois par s'épuiser. Cette affection, quelque soit d'ailleurs son siége, dispose généralement à l'amour, mais plus particulièrement quand elle environne les parties sexuelles. Cela tient peut-être aux frottemens réitérés qu'occasionne la démangeaison. Dans quelques circonstances, l'éruption prurigineuse peut s'étendre au cuir chevelu. On en trouvera une observation dans ce mémoire. Nous n'avons point observé de différence bien tranchée dans le siége des deux variétés que nous avons décrites.

Marche. — Cette maladie est assez souvent irrégulière dans sa marche ; elle présente fréquemment des exacerbations plus ou moins marquées, suivant une foule de circonstances diverses. On la voit fréquemment augmenter à l'époque de la menstruation et au retour du printems. (*Obs. XXII, XXIII, etc.*) Le climat a également une influence très-marquée sur la marche du prurigo, c'est ainsi, par exemple, que les personnes qui demeurent à St.-Domingue, sont souvent affectées de cette maladie, dont elles sont délivrées en quittant le pays ; mais elles en sont bientôt atteintes de nouveau quand elles y rentrent. La marche du prurigo est plus ou moins rapide suivant certaines constitutions individuelles. On le voit aussi quelquefois revenir à des époques régulières ou irrégulières. (*Obs. XIII, XVIII.*) Cette maladie augmente d'intensité par l'usage des salaisons et des viandes fumées. (*Obs. XII et XXII.*) On le voit quelquefois disparaître instantanément pour réparaître bientôt après. (*Obs. XII.*)

XII.me OBSERVATION.

Prurigo manifesté peu de tems après la naissance, subissant quelque amélioration à l'âge de la puberté et augmentant d'intensité par l'usage des alimens salés.

Adèle Gérard, âgée de 22 ans, d'une forte constitution, née de parens très-sains, vint réclamer des soins à l'hôpital Saint-Louis, le 9 novembre 1821, pour une éruption de boutons qu'elle portait sur le corps et les membres. Cette éruption existait depuis l'âge de six mois, époque à laquelle elle sortit de nourrice. Les règles ne parurent qu'à 20 ans et ne coulèrent que fort irrégulièrement; néanmoins depuis ce tems, l'éruption devint un peu moins intense que dans les premières années de sa vie. Pendant les fortes chaleurs, une grande quantité de boutons se développent ordinairement et persistent plus ou moins longtems avec de fortes démangeaisons, ils disparaissent en partie pendant les saisons froides. A son entrée à l'hôpital, Gérard portait des boutons rouges sur les avant-bras, dans les plis des articulations des coudes; il y en avait beaucoup dont le sommet était noirâtre. Les lombes présentaient une semblable éruption de même que les jambes et le pourtour des genoux. Une chose assez remarquable, c'est que les boutons des lombes disparaissaient quelquefois spontanément et reparaissaient ensuite de la même manière. Ceux qui siégeaient aux jambes et aux autres parties du corps, n'offraient point la même mobilité. Cette malade avait un goût particulier pour tous les alimens salés et fumés ; elle en faisait même un usage presque exclusif, quoiqu'elle fût convaincue par l'expérience, qu'ils lui devenaient souvent très-nuisibles. (Bains sulfureux, tisane amère.) Gérard sortit de l'hôpital Saint-Louis, le 17 janvier 1822.

XIII.me OBSERVATION.

Prurigo périodique envoyé de l'Hôtel-Dieu à l'hôpital Saint-Louis, pour une gale.

Caroline, Bernaën, âgée de 24 ans, traitée à l'Hôtel-Dieu, pour une affection aiguë de poitrine, fut évacuée sur l'hôpital Saint-Louis, le 12 octobre 1820. A son entrée, elle portait sur la poitrine, tout autour des bras, et sur les avant-bras, une éruption de boutons dont la plupart étaient rougeâtres, le sommet arraché et quelques uns qui paraissaient très-durs, sans changement de couleur à la peau ; il y avait un sentiment de cuisson dans toutes ces parties. Comme cette femme était encore assez gravement malade, on se borna à des lotions émollientes sur la peau ; plusieurs mois se passèrent dans cet état, et enfin l'éruption finit par disparaître ; mais l'affection de poitrine ayant persisté, Bernaën resta à l'hopital et nous eûmes occasion plusieurs fois, depuis cette époque, de voir la maladie cutanée se reproduire, tantôt sur les bras, d'autre fois sur les mains, représentant assez bien une véritable gale, et enfin disparaître d'elle-même au bout de quinze jours ou trois semaines. Cette femme portait encore le 12 juin 1821, sur le bras et l'avant bras gauche, une éruption de ce genre, développée depuis huit jours, après un violent exercice. Cette éruption disparut d'elle-même en peu de tems.

Durée. — Le prurigo peut durer pendant un tems extrêmement variable ; quelquefois, il se termine en quelques jours, d'autre fois il persiste pendant des mois et même des années entières. La durée est relative aux constitutions individuelles, à l'âge, au régime de vie, aux saisons, au traitement employé, etc. Les tempéramens bilieux sont ceux chez lesquels cette maladie dure ordinairement le plus longtems ; chez les enfans, en général, il est bien moins opiniâtre que chez les vieillards, la peau de ceux-ci devient dure, coriace et finit par perdre son élasticité et une grande partie de ses propriétés. On ne parvient qu'avec une extrême difficulté à lui donner quelque souplesse.

Les personnes qui ne mènent point un régime de vie convenable, qui se livrent à des excès de boissons, qui font usage d'alimens salés, conservent cette maladie bien plus longtems, que celles qui se comportent tout autrement. Quant au sexe, nous n'avons rien observé de bien remarquable. Il est très-difficile, d'ailleurs, d'établir des observations comparatives très-exactes ; parce qu'il y a une foule de circonstances qui influencent la marche de cette maladie, et qu'il est très-rare de pouvoir réunir, en même tems, un nombre égal d'hommes et de femmes qui se trouvent absolument dans les mêmes circonstances.

Une chose à laquelle on doit faire une grande attention, et qui fait beaucoup varier la durée du prurigo, c'est l'ensemble des causes de cette maladie. Est-il surprenant que le prurigo produit par la négligence des soins de propreté, guérisse beaucoup plus promptement que celui qui est occasionné par des chagrins domestiques, ou qui survient accidentellement sans cause connue ? Doit-on alors s'étonner que le prurigo qui affecte les riches, et dont la cause est très-souvent ignorée, ou bien très-difficile à détruire, doit-on s'étonner, dis-je, que ce prurigo, résiste plus long-tems que celui qui affecte les pauvres, chez lesquels les soins de propreté, aidés de quelques moyens auxiliaires, suffisent dans beaucoup de cas pour faire disparaître la maladie, en détruisant sa cause? Non, sans doute.

J'ai vu cependant plusieurs fois quelques médecins en témoigner tout leur étonnement ; parce qu'ils ne faisaient point assez attention à la différence des causes qui produisent cette affection. A l'hôpital Saint-Louis même, M. Biett a souvent partagé cet étonnement que quelques réflexions auraient pu faire disparaître.

Le climat présente une grande influence sur la durée du prurigo. On le voit dans certains pays durer continuellement, quelque soit le traitement mis en usage, tandis qu'il disparaît presque aussitôt par le seul changement de lieux (tels sont les habitans de St.-Domingue, dont nous avons déjà parlé); relativement aux saisons, nous avons remarqué que la maladie se terminait généralement moins vîte au printems et en été que dans les autres saisons.

Certaines professions peuvent retarder considérablement la guérison du prurigo : les militaires forcés d'habiter toutes sortes de localités, de faire usage d'une nourriture variable et quelquefois fort mauvaise, accoutumés à mener une conduite plus ou moins irrégulière, obtiennent bien plus difficilement leur guérison que ceux qui, dans leurs foyers, se soumettent à un traitement régulier et abandonnent au moins pour un certain tems, les causes qui ont donné naissance à cette maladie. Ce que je viens de dire au sujet des militaires, est applicable à plusieurs autres professions dans lesquelles les individus qui les exercent, sont presque continuellement exposés à l'humidité ; comme les portiers, les blanchisseurs, etc.

Certaines habitudes méritent de la part du médecin une grande considération. Nous voyons souvent, en effet, l'usage des corsets ou des habits trop serrés, produire des éruptions prurigineuses qui ne disparaissent, que lorsque l'on a abandonné ces moyens. L'habitude que contractent quelques personnes, de manger des alimens salés, ou de faire excès des liqueurs fortes, apportent la plus grande influence dans la durée de cette maladie.

Terminaisons. — Cette affection peut se terminer par la santé, par une autre maladie ou par la mort. Lorsqu'elle se termine heureusement, la peau reprend sa souplesse et les démangeaisons s'appaisent. Quelquefois il reste un peu de rougeur et des taches arrondies verdâtres, ou des espèces de vergetures qui finissent par disparaître après un certain temps, par le moyen des bains simples ou de quelques lotions savonneuses.

Le prurigo se termine assez fréquemment par une autre maladie, et ce passage est occasionné, dans un grand nombre de cas, par un traitement intempestif ou mal approprié. L'hôpital Saint-Louis, où ces maladies sont si communes, m'a fourni, sur cette matière, des données assez intéressantes. Des affections nerveuses variées, des lésions thoraciques ou abdominales, voilà ce qui résulte ordinairement d'un mauvais traitement et d'une métastase fâcheuse. Nous avons aussi observé une hydropisie ascite, résultant de la suppression brusque d'une affection prurigineuse. Ces observations, que je m'abstiendrai de citer ici, à cause des détails multipliés qu'elles renferment et des réflexions nombreuses auxquelles elles peuvent donner lieu, seront consignées dans un autre travail que je me propose de publier incessamment.

Chez les vieillards, la peau devient souvent inégale, dure, rugueuse et comme sillonnée; elle présente une espèce de poussière qui recouvre sa surface. Les altérations qu'elle présente sont quelquefois si considérables, qu'elle a presque entièrement perdu toute l'exercice de ses fonctions. Le tact est nul ou perverti. Lorsque la maladie doit avoir une terminaison malheureuse, les sujets deviennent pâles, jaunâtres; ils maigrissent considérablement; il y a perte d'appétit, trouble des fonctions, insomnie, dépérissement, fièvre hectique et enfin la mort. (*Obs. XVII.*)

Diagnostic. — Il est très-peu de maladies dans lesquelles le diagnostic soit plus obscur que dans celle qui nous occupe, à cause de l'extrême confusion qui a toujours régné sur les éruptions cutanées. Pour établir un diagnostic certain, il faut avoir égard à beaucoup de circonstances diverses : comme les causes, le développement, les symptômes, la marche, la durée, le siége, la terminaison, etc. C'est principalement sur le développement de la maladie qu'il faut insister davantage, en cherchant à l'analyser, pour trouver, dans des cas douteux, quelques traces de l'affection naissante.

Dans l'état actuel de nos connaissances, la gale étant la seule maladie avec laquelle on puisse quelquefois confondre le prurigo, nous allons parcourir succinctement les caractères propres à chacune de ces deux maladies, afin de faire mieux sentir leur rapport et leur différence. Cette manière de présenter le diagnostic, est celle qui nous paraît la plus convenable, et au moyen de laquelle il ne sera pas possible de se méprendre.

Le prurigo consiste dans une éruption cutanée, non-contagieuse, caractérisée par le développement d'une certaine quantité de boutons, ordinairement de couleur rougeâtre; cette éruption est accompagnée d'une démangeaison cuisante ou d'une sensation semblable à celle que produirait une grande quantité de fourmis sur la peau.

La gale s'annonce par des boutons sans changement de couleur à la peau; ils sont entremêlés de vésicules aqueuses arrondies, d'autres fois ce sont de grosses pustules et quelquefois de petites vésicules transparentes à peine sensibles. Cette éruption est accompagnée d'une démangeaison plus ou moins grande; mais il n'existe jamais de picotemens comme dans le prurigo. La gale est essentiellement contagieuse, et ce caractère est un des meilleurs pour la distinguer. Il est extrêmement rare qu'une personne qui a contracté cette affection, ne donne point à ce sujet les renseignemens nécessaires ; car très-souvent elle a couché avec des personnes de qui elle tient, ou à qui elle a communiqué la maladie.

Les causes du prurigo sont : l'habitation dans des lieux bas et humides, l'usage d'une mauvaise nourriture, la malpropreté, les chagrins, la tristesse, l'abus des liqueurs alcoholiques, etc.

Dans la gale, ces causes sont nulles et incapables de produire ou d'entretenir cette affection, qui se développe à la suite d'un contact médiat ou immédiat.

Le siége du prurigo est ordinairement derrière les épaules, au col, aux lombes, sur la poitrine, etc. Assez souvent aux plis des articulations et rarement entre les doigts.

Celui de la gale est aux aisselles, à la partie interne des membres, presque toujours entre les doigts et fort rarement aux plis articulaires.

La première de ces affections a une marche continue ou intermittente, et présente souvent des exacerbations à l'époque des règles.

La dernière est toujours continue (1) ; elle n'est point influencée par la menstruation.

Les changemens de saison ne produisent jamais la gale ; tandis que nous avons vu le prurigo revenir habituellement chaque année, au retour du printems ou de l'automne.

La durée des affections prurigineuses est quelquefois extrêmement courte ; mais le plus souvent elle est très-longue et pour ainsi dire illimitée.

La gale, en général, résiste beaucoup moins longtems au traitement employé. Elle ne se termine presque jamais sans moyens curatifs, ce qui n'a point lieu pour le prurigo qui présente assez fréquemment cette sorte de terminaison.

Enfin, le prurigo s'observe le plus souvent dans la vieillesse ou dans l'âge viril. La gale, au contraire, se remarque plus particulièrement dans la jeunesse (2).

Nous ne pouvons point partager l'opinion de quelques médecins de nos jours, d'ailleurs très-recommandables, qui pensent que dans un très-grand nombre

(1) Les auteurs qui disent avoir observé des gales intermittentes, auront probablement confondu cette affection avec le prurigo ; nous n'avons jamais vu d'intermittence dans la gale, quoique nous ayons eu occasion d'observer plus de trois mille personnes atteintes de cette maladie.

(2) Voyez les *Recherches et Observations sur la Gale, faites à l'hôpital Saint-Louis, etc.*, par F. J Mouronval, Docteur en Médecine. Paris, 1821.

de cas, il est impossible de distinguer le prurigo d'une éruption psorique. Les détails dans lesquels nous venons d'entrer, seront toujours suffisans pour porter un diagnostic sûr et éviter toute espèce de méprise.

Rapportons cependant quelques exemples d'erreur de diagnostic, pour mieux apprendre à l'éviter dans des cas analogues.

XIV.me OBSERVATION.

Éruption anomale envoyée de l'Hôtel-Dieu, pour une gale, à l'hôpital Saint-Louis.

Ducret, âgée de 62 ans, blanchisseuse, était à l'Hôtel-Dieu pour une affection abdominale, lorsqu'il lui survint, sans cause connue, une éruption psoriforme sur diverses parties du corps; elle fut évacuée, comme galeuse, sur l'hôpital Saint-Louis, le 19 mai 1821. A son entrée, nous aperçûmes sur les bras, en dehors et en dedans, une éruption de petits boutons ramassés, les uns légèrement rouges, les autres ayant le sommet arraché, et laissant apercevoir de petites excoriations, semblables à celles que l'on remarque souvent dans la gale. Il y en avait beaucoup sur le dos et les lombes, un peu sur les avant-bras et davantage aux plis des bras. La peau, examinée à la loupe, était rougeâtre dans plusieurs endroits; on n'apercevait point de ces petites éminences dures, sans changement de couleur à la peau, que l'on observe souvent dans la gale; il n'y avait pas non plus de vésicules aqueuses; l'intervalle des doigts ni les poignets ne contenaient point de boutons; il y avait une démangeaison assez forte, interrompue par un sentiment de cuisson qui persistait ordinairement quelque tems; point d'exacerbations le soir. Nous reconnûmes bientôt que cette malade n'avait qu'une légère éruption, survenue accidentellement pendant sa maladie, et qu'elle n'avait nullement la gale. C'est pourquoi elle fut mise à l'usage des lotions émollientes sur la peau et des bains tièdes. L'éruption disparut entièrement. Ducret sortit le 1.er juin, ayant resté plusieurs jours de plus qu'elle ne le devait, afin de voir si l'éruption ne récidiverait pas, et en effet, il n'y eût point de récidive.

XV.me OBSERVATION.

Eruption vésiculeuse reçue à l'hôpital Saint-Louis, pour une gale.

Lefebvre, Françoise, âgée de 18 ans, n'avait jamais eu la gale, lorsqu'elle vit paraître tout à coup, sur les bras, la poitrine et le dos, plusieurs vésicules transparantes et prurigineuses; elle vint quelques jours après à la consultation de l'hôpital Saint-Louis, où elle fût reçue pour la gale, le 4 novembre 1820,

A son entrée, elle avait beaucoup de vésicules sur les parties supérieures de la poitrine et sur la région épigastrique ; ces vésicules disparaissaient quelquefois d'elles-mêmes et reparaissaient ensuite ; les bras, les avant-bras en contenaient très-peu ; c'était en ces endroits, de petites écorchures rougeâtres ; il y en avait beaucoup sur le dos, la démangeaison était peu forte et n'augmentait que très-peu ou point du tout pendant la nuit. Les émolliens guérirent cette éruption anomale en quelques jours. Lefebvre sortit le 2 novembre, après avoir pris quelques fumigations aromatiques pour une affection étrangère à la gale. (1)

Pronostic. — Pour pronostiquer avec justesse et certitude, il est essentiel d'avoir égard à beaucoup de circonstances diverses.

Lorsque la maladie est ancienne, le pronostic, toutes choses égales d'ailleurs, est plus grave que lorsqu'elle est récente. Quand l'éruption existe depuis long-tems, il arrive quelquefois que le corps s'accoutume à se débarasser par cette voie de quelques matières impures. L'exanthême cutané n'est souvent remplacé que fort incompletement par l'usage des cautères, des linimens, des bains, etc. Le traitement demande aussi beaucoup plus de ménagement.

Le pronostic est plus défavorable chez les tempéramens bilieux que chez les autres tempéramens.

C'est surtout aux causes que l'on doit s'attacher pour porter un pronostic sûr.

Le prurigo qui tient à la misère à laquelle on ne peut pas remédier, à des écarts de régime, à des suppressions de transpiration, à des lésions organiques, etc., ne peut manquer d'être très-grave.

Celui qui survient à l'époque du développement des règles, ou qui dépend d'une irritation passagère sur la peau, d'un état de malpropreté que l'on peut corriger, etc., cède assez vîte à une méthode de traitement bien dirigée.

En général, le pronostic du prurigo est fâcheux en ce sens qu'il présente de nombreuses récidives. (*Obs. XVI.*e) Le prurigo pédiculaire est ordinairement moins grave que le prurigo formicans.

Le pronostic est très-facheux quand il y a coïncidence avec une lésion organique du foie. La suppression du prurigo ne fait qu'accélérer les progrès de l'affection intérieure. Mais, cependant, il y a une remarque assez impor-

---

(1) J'ai vu fréquemment, à l'hôpital Saint-Louis, des erreurs de ce genre et d'autres encore beaucoup plus graves. Je crois convenable de les passer sous silence ; cependant je ferai observer qu'il est impossible de ne pas signaler, d'une manière toute particulière, les fréquentes distractions des personnes qui sont chargées de la recéption des malades dans cet hôpital. On devrait chercher à devenir plus rigoureux et plus exact quand il s'agit de l'intérêt de l'humanité.

tante à faire, c'est que, dans ce cas, il n'est pas toujours facile de faire disparaitre l'éruption prurigineuse. Quelquefois même, cette éruption résiste à tous les moyens employés pour procurer la guérison. La nature semble s'opposer ainsi aux effets destructeurs de quelques médicamens appliqués par des mains inhabiles.

En général, lorsque le prurigo coïncide avec une lésion organique grave quelconque, la marche de cette dernière affection est souvent accélérée par la guérison du prurigo.

Le pronostic devient très-grave, quand cette affection existe chez un vieillard débile, surtout quand la peau est altérée, il arrive fréquemment que les fonctions se pervertissent, que l'appétit se perd et que malgré tous les moyens possibles la mort arrive.

Le pronostic du prurigo compliqué de gale, est a-peu-près le même que celui du prurigo simple, (*Obs. XVI.*e)

Quand il y a eu beaucoup de récidives, on a lieu d'en craindre de nouvelles, si l'on ne peut obtenir du malade un changement de vie, ou s'il est impossible de remédier aux causes de l'éruption. (*Obs. ibid.*)

La complication du prurigo avec les maladies aiguës, n'a que peu ou point d'influence sur la marche de ces maladies.

VXI.e Observation.

Prurigo compliqué de gale, traité et guéri par les bains alcalins et une pommade composée de muriate de soude et d'axonge.

Chaudron Victoire, âgée de 33 ans, marchande de beurre, fit à l'hôpital Saint-Louis, le 12 mai 1821, sa cinquième entrée, pour un prurigo *formicans*. Chaque fois qu'elle venait à l'hôpital Saint-Louis, elle y demeurait deux ou trois mois, et elle en sortait paraissant bien guérie; mais huit, quinze jours, ou trois semaines après sa sortie, l'éruption reparaissait, faisait des progrès et forçait la malade à rentrer à l'hôpital après un tems plus ou moins long. Dans le milieu d'avril 1821, au moment même ou le prurigo sévissait avec force, Chaudron coucha avec une galeuse qui lui donna la gale. Dès-lors, sentimens simultanés de cuisson et de prurit, développement de boutons galeux entre les doigts, etc. N'ayant pu enfin résister plus longtems à l'affection qui la dévorait, elle entra à l'hôpital Saint-Louis dans l'état suivant: Boutons opaques et transparens sur les mains et entre les doigts, développés depuis l'époque seulement qu'elle avait couché avec une personne affectée de gale; prurit très-vif derrière les épaules, sur la poitrine, le ventre, mais surtout aux cuisses et aux jambes. Ces parties étaient recouvertes de boutons très-durs et d'excoriations irrégulièrement arrondies. Aux endroits où on n'en observait pas, la peau était d'un rouge violet et semblait être vergetée; il y avait une vive cuisson et des picotemens considérables, remplacés de tems en tems par un prurit ardent, surtout autour des poignets. Lorsque cette femme se mettait au lit, son tourment devenait insupportable; il cessait ensuite pendant quelque tems, et reprenait ordinairement depuis minuit jusqu'au jour, avec une nouvelle intensité; il n'y avait ni sommeil, ni repos; Chaudron se grattait, s'écorchait jusqu'au sang et éprouvait ensuite les douleurs les plus cruelles. La distraction, les occupations journalières, apaisaient beaucoup la maladie; mais dès que cette femme réfléchissait sur son sort, ou que ses vêtemens étaient un peu trop serrés, la démangeaison et la cuisson recommençaient. A l'époque des règles et pendant leur cours, qui n'en était nullement interrompu, l'éruption et les douleurs augmentaient encore d'intensité. Les bains alcalins la soulagèrent beaucoup; elle se trouva aussi très-bien d'une pommade composée de parties égales de muriate de soude et d'axonge; on fut obligé de la suspendre quelquefois, pendant deux ou trois jours, à cause de l'irritation qu'elle occasionait sur la peau; cependant il y avait bientôt après un mieux être notable. La gale fût guérie dans l'espace de sept à huit jours; mais les phénomènes du prurigo persistèrent encore pendant quelque tems. Chaudron sortit de l'hôpital, le 9 juillet 1821.

Complications. — Toutes les maladies, en général, peuvent compliquer le prurigo; mais cette éruption sera toujours reconnue aux caractères que nous lui avons assignés. C'est ce qui nous dispensera de parler de ces diverses complications. Nous ferons seulement observer que, le prurigo diminue ordinairement d'intensité pendant le cours des maladies aiguës. Nous l'avons vu quelquefois disparaître entièrement, pour ne plus se montrer. Pendant les maladies chroniques, on l'observe parfois d'une manière périodique. (*Obs. XIII.*^e)

Autopsie. — Il est extrêmement difficile, dans beaucoup de cas, de pouvoir affirmer si les lésions que l'on rencontre à l'ouverture des corps, sont l'effet du prurigo, si elles en sont la cause, ou enfin si elles sont étrangères à cette maladie. Pour pouvoir prononcer avec certitude, il faudrait avoir l'histoire de la vie entière des prurigineux, ce qui n'est pas facile de se procurer. Malgré les progrès réels que fait chaque jour la médecine, surtout dans l'anatomie pathologique, nous ne pouvons nous dissimuler qu'il n'existe point encore, sur le prurigo, une seule ouverture cadavérique bien faite, jointe à l'histoire détaillée de la maladie. Espérons que l'attention des médecins se fixera enfin sur une affection dont nous avons cherché ailleurs à faire ressortir toute l'importance, et qui, sous beaucoup de rapports, mérite une considération toute particulière.

Je pourrais citer quatre observations qui ont été suivies d'une terminaison malheureuse ; mais, comme dans ces cas la mort ne saurait être attribuée plutôt au prurigo qu'à toute autre maladie, je m'abstiendrai de les indiquer. Je me contenterai de rapporter la suivante qui me paraît assez remarquable.

XVII.e OBSERVATION.

Prurigo produit par des alimens grossiers et une grande misère. La peau a subi diverses altérations et paraît désorganisée. — Les moyens thérapeutiques sont de peu d'efficacité, le marasme se déclare et la mort arrive.

Closse, Anne, âgée de 73 ans, d'une constitution grêle et sèche, a été réglée à l'âge de 13 ans et a cessé de l'être à 45. L'écoulement menstruel s'est toujours fait avec beaucoup de difficulté, d'une manière très-irrégulière et en petite quantité. Elle a joui depuis son enfance d'une très-bonne santé. Occupée depuis très-long-tems à travailler à la vigne, elle n'a quitté cet état que depuis deux ans. Cette femme, née de parens très-sains, faisait habituellement usage d'une mauvaise nourriture. Depuis un an environ, sa misère devint beaucoup plus grande, elle commença dès lors à éprouver les fâcheux symptômes de la maladie pour laquelle elle vint réclamer des secours à l'hôpital Saint-Louis, le 29 septembre 1821.

A son entrée à l'hôpital, elle était couverte de haillons et rongée de vermines ; la face était amincie, d'une couleur jaune-terreuse ; elle offrait des rides nombreuses et saillantes qui lui donnaient un aspect particulier, difficile à peindre, et qui dénotaient une vieillesse très-avancée. Le corps et les membres étaient extrêmement grêles, le dos, la poitrine, mais principalement les épaules et la nuque, présentaient un grand nombre de boutons arrachés et durs à la base ; plusieurs étaient recouverts d'une croûte grisâtre plus ou moins grande et d'une épaisseur variable ; on remarquait, çà et là, des écailles farineuses et de petites ulcérations rougeâtres. La peau, gercée dans une grande étendue, offrait une épaisseur considérable ; elle présentait, dans beaucoup d'endroits, des taches verdâtres qui la faisaient paraître comme marbrée. Derrière les épaules et à la nuque, elle était comme désorganisée et recouverte d'une poussière blanchâtre. La malade était en proie à un sentiment d'une ardeur brûlante et se grattait continuellement. Les facultés intellectuelles étaient très-bornées, et la mémoire se perdait de jour en jour. Il y avait habituellement de la gêne pour respirer, et une toux assez fréquente, avec expectoration de matière blanchâtre et opaque. (Fomentations émollientes sur tout le corps, lotions sulfureuses, petit lait, sulfate de soude, 2 gros par pinte.) Ces moyens, continués pendant trois semaines, produisirent une amélioration notable ; la démangeaison était un peu moins forte ; les boutons et les petites excoriations qui recouvraient la poitrine et la région lombaire, étaient moins considérables; mais la peau, à la nuque et derrière les épaules, présentait toujours à-peu-près les mêmes altérations; elle conservait la même dureté, la même épaisseur, et fournissait continuellement une poussière blanchâtre abondante. L'appétit qui, jusqu'alors, avait toujours été bon, diminua insensiblement; les démangeaisons persistèrent, l'insomnie et la fièvre hectique se déclarèrent. La malade termina enfin sa malheureuse existence le 27 décembre 1821, au milieu de violentes douleurs sur tout le corps.

Autopsie. — Habitude extérieure : face tirée, amincie, d'un jaune foncé; membres thoraciques extrêmement grêles; légère infiltration sur le pourtour des malléoles. La peau qui recouvrait la face postérieure du col et des épaules avait contracté une épaisseur très-remarquable; elle était sèche, écailleuse et très-dure au toucher. Le tranchant de l'instrument faisait entendre un bruit particulier. On observait, çà et là, des croûtes assez élevées, des taches verdâtres et des ulcérations. En incisant les taches, on remarquait des espèces de corps arrondis, d'une couleur rougeâtre, affectant non seulement la peau, mais encore le tissu cellulaire sous-cutané. Une incision, pratiquée sur les ulcérations, laisait apercevoir une rougeur assez forte qui pénétrait toute l'épaisseur de la peau. Le tissu cellulaire sous-jacent, principalement aux épaules et à la nuque, était très-dense, serré et abondant.

Thorax. — Rien de remarquable.

Abdomen. — L'estomac contenait un liquide grisâtre, en assez grande quantité; il présentait un peu de rougeur vers sa grande courbure; les intestins offraient seulement une légère teinte rougeâtre qui disparaissait par des lotions aqueuses. Le foie était plus volumineux que dans l'état ordinaire.

TRAITEMENT.

CONSIDÉRATIONS GÉNÉRALES.

Si la médecine ne possède encore aujourd'hui que fort peu de données sur le traitement du prurigo, on doit d'autant moins s'en étonner que, la connaissance de cette maladie remonte à une époque peu éloignée. Les auteurs modernes se bornent même à prescrire quelques moyens rationnels, dictés plutôt par analogie que par expérience. Aussi arrive-t-il très-souvent, que l'on voit le traitement échouer, et que l'on est réduit à administrer au hasard, des médicamens dont les effets n'ont point été constatés.

Il est peu de maladies qui soient susceptibles de donner lieu à plus d'accidens que le prurigo, et il n'en est point, sans contredit, qui aient été moins étudiées. Il faut cependant pour en diriger le traitement beaucoup de ménagement, de prudence et une étude approfondie de ses divers phénomènes. Combien n'avons-nous pas vu de prurigineux devenir les victimes de l'inexpérience? combien de fois n'avons-nous pas eu à déplorer les funestes effets d'une méthode meurtrière?

L'hôpital Saint-Louis, si fertile en maladies chroniques, nous a souvent présenté les tableaux les plus affligeans de ces affections parvenues à leur dernière période. C'est dans cet hôpital plus particulièrement, que nous avons étudié le prurigo, c'est sur des faits que nous avons cherché à établir les règles de traitement de cette maladie.

J'ai observé avec soin beaucoup de prurigineux, pendant le cours de plusieurs années, afin de pouvoir trouver une méthode de traitement applicable à la généralité des cas et à la plupart de ceux qui présentaient des particularités remarquables. Mais en multipliant ainsi mes observations, jai vu le champ s'agrandir considérablement, et je me suis convaincu de plus en plus de la difficulté de la tache que je m'étais imposée ; je m'efforcerai néanmoins de la remplir du mieux qu'il me sera possible, en laissant à d'autres le soin d'approfondir ce qui demande encore une observation plus consommée.

Je diviserai le traitement du prurigo en quatre chapitres. Dans le premier, je m'occuperai des précautions à prendre avant, pendant et après le traitement. Dans le second, je parlerai du traitement interne. Le troisième renfermera le traitement externe qui comprend les bains simples, sulfureux et alcalins, les bains de vapeurs aqueuses ; les fumigations sulfureuses ; les linimens, les pommades et les lotions. Le quatrième et dernier chapitre, offrira des considérations sur les modifications du traitement du prurigo, selon l'âge, la constitution individuelle, certaines circonstances particulières, etc.

CHAPITRE PREMIER.

Des précautions à prendre avant, pendant et après le Traitement.

Avant de commencer le traitement du prurigo, il faut examiner attentivement s'il peut être guéri sans danger, il est des cas où il ne s'aurait l'être ; tels sont ceux, par exemple, dans lesquels cette maladie se développe d'une manière critique, comme cela arrive à la fin de quelques maladies aigues ou chroniques, ou à la suite de certaines affections du foie. Le meilleur moyen dans ces cas, est de ne point faire de traitement, on doit se borner à des soins de propreté, et à l'usage de quelques bains simples ou alcalins. La suppression inconsidérée de l'affection prurigineuse, pourrait agraver beaucoup les maladies internes et en occasioner même de très-sérieuses, dont la guérison serait difficile à obtenir. Il faut également avoir égard à l'âge, au sexe, au tempérament, aux dispositions particulières dans lesquelles se trouvent les malades.

Il est nécessaire d'administrer un vomitif ou un purgatif, lorsqu'il y a embarras gastrique ou intestinal. Les bains d'eau simple sont souvent utiles avant, comme pendant le traitement de cette maladie.

Quand les malades sont exténués par la fatigue, les veilles, le jeûne, etc., on rétablira d'abord les forces abattus, par l'usage du vin et d'un régime restaurant.

Dans quelques circonstances, les saignées locales ou générales doivent être employées ; elles peuvent même devenir des moyens curatifs dans certains cas de pléthore, de suppression menstruelle, etc.

Si le traitement que l'on a adopté détermine de la gêne pour respirer, de la céphalalgie, un sentiment de fatigue ou de brisement dans les membres et autres accidens divers, on le cessera aussitôt. Il faudra en même-tems observer si ces accidens dépendent de la nature même des médicamens, ou s'ils sont dûs à la trop prompte suppression de l'exanthème cutané. Dans le premier cas, on pourra avoir recours à d'autre moyens ; dans le second, on se comportera avec plus de ménagement et on établira un ou plusieurs exutoires ; comme vésicatoires, cautères ou sétons ; le choix de ces exutoires sera déterminé par les circonstances. Si, nonobstant ces précautions, les accidens se renouvelaient, il ne faudrait point insister davantage sur des moyens, qui ne feraient que compromettre les jours du malade. Le traitement du prurigo devrait être abandonné, du moins, pour le moment.

On doit aussi faire attention à l'époque menstruelle ; car, pendant cette époque, il faut agir avec beaucoup de prudence, et, il est même quelquefois nécessaire de cesser momentanément les médicamens. Cela au reste peut dépendre de la nature de ces médicamens et de plusieurs autres circonstances accessoires.

Pendant la durée du traitement, qui doit se composer de deux sortes de moyens, les uns externes et les autres internes, on surveillera attentivement toutes les fonctions, on aura soin de les entretenir ou de rappeler celles qui sont supprimées, si cela est possible.

Le régime dont on devra faire usage ne peut être indiqué d'une manière générale, tantôt il doit être restaurant et composé d'alimens qui contiennent, sous peu de volume, beaucoup de substances nutritives ; tantôt il sera, au contraire, débilitant.

Après le traitement, il est parfois nécessaire d'administrer un ou deux purgatifs, suivant les cas particuliers ; les bains d'eau simple, comme moyen de propreté, peuvent toujours être prescrits.

La guérison étant obtenue, on tracera des règles convenables pour tacher d'éviter les causes qui ont donné naissance au prurigo. Les récidives ne sont si fréquentes dans cette affection, que parce que les malades se trouvent souvent dans l'impossibilité de suivre les conseils qu'on leur donne. Est-il alors surprenant que, rentrés dans leurs anciennes habitudes, où ils ont puisé le germe de leur affection première, ils reprennent de nouveau la maladie ?

CHAPITRE II.

TRAITEMENT INTERNE.

Les moyens internes doivent mériter une grande considération dans le traitement du prurigo ; car ils concourrent puissamment à accélérer la guérison, qu'ils procurent même assez souvent. On administrera, avec avantage, des boissons amères, comme la décoction de bardane, de patience, de chicorée sauvage, de fumeterre ; les infusions de petite centaurée, de camomille, etc.

Le suc, exprimé de ces plantes fraîches, surtout celui de fumeterre, de cresson, de cochléaria, procurent souvent d'heureux effets ; il en est de même des sels neutres que l'on ajoute dans les tisanes, à la dose de deux ou trois gros par pinte. J'ai vu, à l'hôpital Saint-Louis, plusieurs prurigos guéris promptement par l'usage continue des amers et des sels neutres. Les bouillons de veau et de poulet, sont aussi d'une grande utilité.

Le soufre peut être prescrit à l'intérieur avec succès ; la dose varie depuis dix jusqu'à vingt-cinq ou trente grains ; on peut y associer le calomélas dans les proportions suivantes :

℞.	Soufre lavé.	18 grains.
	Calomélas.	12 grains.

Mêlez, pour prendre chaque matin à jeun.

Si le prurigo est dû à un état de misère extrême et que les forces soient affaiblies, on conseillera les bouillons de bœuf et les toniques en général ; c'est surtout dans la vieillesse qu'il convient d'insister sur un régime nourrissant et l'usage du bon vin ; celui de quinquina ou d'absinthe, à la dose de trois ou quatre onces par jour, peut être très-utile.

Les minoratifs, administrés de tems en tems, sont d'un grand secours dans le traitement des affections prurigineuses. On doit surtout avoir grand soin d'entretenir la liberté du ventre, soit par l'eau de veau avec le tamarin ou la casse, soit par les sels neutres ou un pruneau de tems en tems.

CHAPITRE III.

TRAITEMENT EXTERNE.

Article I.er (*Bains simples.*)

Les bains en général dont l'efficacité ne saurait être contestée dans la plupart des maladies de la peau, méritent d'être placés au premier rang, dans le traitement de l'affection qui nous occupe.

Les bains d'eau simple, soit comme moyen curatif, soit comme moyen auxiliaire, conviennent dans une foule de cas. Par leur seul usage, on parvient à guérir assez promptement le prurigo qui a pour cause la malpropreté, la misère, celui qui se développe comme crise à la fin de certaines maladies, etc.

S'ils ne suffisent pas toujours pour procurer la guérison de l'affection prurigineuse, ils facilitent au moins l'usage des médicamens employés. Certes, le prurigo serait beaucoup moins fréquent, si les personnes qui doivent en être atteintes, pouvaient prendre de tems en tems quelques bains d'eau simple.

Les bains doivent être administrés tièdes. Une température trop froide ou trop chaude pourrait occasioner des accidens plus ou moins graves. J'ai pu me convaincre de cette vérité à l'hôpital Saint-Louis, où les baigneurs, et quelquefois les malades, ne font pas toujours assez attention au degré de température que doit avoir le bain.

ART. II. (*Bains sulfureux et alcalins.*)

Les bains sulfureux ont été conseillés, depuis long-tems, dans les affections cutanées en général. J. P. Frank, et plus récemment M. Jadelot, en ont obtenu d'heureux résultats dans le traitement de la gale. Nous en avons nous-mêmes fait usage, avec quelques succès, dans la même maladie; c'est ce qui nous a engagé à les employer dans le prurigo, affection qui présente, avec la gale, plusieurs traits de ressemblance. Les bains sulfureux augmentent souvent l'appétit des malades et la quantité de la transpiration ; ils produisent quelquefois des éruptions rougeâtres qui disparaissent dans quelques jours. Nous avons aussi remarqué qu'ils donnent fréquemment naissance à des furoncles, et chez certains individus, à une forte constipation. Lorsqu'on administre ces bains, il faut avoir soin de couvrir la baignoire pour ne pas respirer les gaz qui se dégagent ; c'est sans doute à la négligence de ces précautions et à l'inspiration d'une certaine quantité de gaz hydrogène sulfuré, que l'on doit attribuer les coliques que nous avons assez souvent observées. Quoiqu'il en soit, ce traitement nous a souvent réussi, et nous ne balançons pas à le considérer comme un des meilleurs que l'on puisse conseiller dans le prurigo.

Les bains sulfureux et les bains alcalins se disputent la préférence dans le traitement de cette maladie; cependant, je pense que les premiers l'emportent encore sur les derniers, à en juger, du moins, par plusieurs observations que j'ai eu occasion de recueillir. J'ai vu plusieurs fois des malades tourmentés par une démangeaison ou des picotemens insupportables, éprouver une amélioration très-prompte par les bains sulfureux. (*Obs. V, XI, etc.*)

Les bains alcalins jouissent aussi, dans certaines occasions, d'une efficacité incontestable, et ils n'ont point l'inconvénient de laisser, à la suite de leur administration, une odeur sulfureuse qu'on remarque toujours après les bains sulfureux.

XVIIIe OBSERVATION.

Affection prurigineuse développée sans cause connue, disparaissant et reparaissant momentanément. — L'usage des bains sulfureux, des sucs d'herbes et du petit lait, avec un sel neutre, présente un avantage très-marqué.

Doublement, Adelaïde, fille, âgée de 44 ans, demeurait dans un endroit peu humide, lorsque tout-à-coup, sans cause connue, elle éprouva des picotemens ardens à la partie interne des cuisses, sur la poitrine et derrière les épaules. Une éruption inflammatoire ne tarda pas à se manifester sur ces parties, elle s'accrut de jour en jour, et força Doublement à entrer à l'hôpital Saint-Louis, le 24 octobre 1820, six mois après l'invasion de sa maladie. On remarquait alors sur diverses parties du corps, des élévations coniques à tête noire, et des croûtes rougeâtres, irrégulièrement arrondies; il y avait aussi des écailles farineuses. Derrière les épaules et surtout à la nuque, on observait une rougeur assez considérable, qui existait dans l'intervalle des boutons et des petites excoriations. La poitrine, la région lombaire, les cuisses, les jarrets et les jambes, offraient une grande quantité de ces boutons qui occasionnaient des picotemens très-intenses, principalement pendant la nuit. (Petit lait, sulfate de soude, 2 gros. (*bis.*) Bains sulfureux tous les deux jours.) L'usage des bains apaisa beaucoup les picotemens, et fit disparaître en peu de tems les boutons qui recouvraient la poitrine et la partie interne des cuisses. On administra ensuite, chaque matin, les sucs d'herbes; l'éruption disparut et reparut plusieurs fois pendant quelque tems; elle finit enfin par ne plus revenir.

ART. III. (*Bains de vapeurs aqueuses.*)

Les bains de vapeurs aqueuses sont d'un grand secours dans le traitement de la maladie qui nous occupe. C'est surtout quand l'affection est ancienne, que la peau a contracté une épaisseur assez considérable et qu'elle a perdu une partie de ses propriétés, que ces bains peuvent être avantageusement mis en usage. On peut encore les employer à la fin d'un traitement quelconque, pour rendre à la peau sa souplesse, qu'elle ne recouvre quelquefois que fort difficilement. Il est, néanmoins, des circonstances dans lesquels ces bains pourraient devenir très-nuisibles; comme, par exemple, lorsque les sujets sont jeunes, pléthoriques et vigoureux, ou lorsqu'ils ont atteint un âge avancé. Il est d'ailleurs certaines constitutions qui se prêtent difficilement à l'usage de semblables moyens. On observe parfois des syncopes, des apoplexies ; des fièvres inflammatoires, des tiraillemens à l'épigastre ; etc. J'ai éprouvé moi-même ces derniers phénomènes en m'exposant dans un bain de vapeurs très-chaud pour en déterminer les effets, ainsi que le degré de température des diverses régions de l'appareil des bains de vapeurs de l'hôpital Saint-Louis.

Lorsque l'affection prurigineuse a été repercutée et qu'il existe de fortes démangeaisons sur la peau, les bains de vapeurs ont souvent amené une amélioration très-notable. Dans quelques circonstances particulières, ils ont rappelé l'éruption à la peau et diminué beaucoup l'intensité des maladies internes, qui s'étaient développées à la suite de la suppression du prurigo ; quelquefois même, la guérison a été complète.

ART. IV. (*Fumigations sulfureuses.*)

On a employé assez fréquemment les fumigations sulfureuses dans le traitement du prurigo, et, on en a retiré parfois de bons résultats. Dans quelques circonstances, néanmoins, on a été obligé de les suspendre, à cause de l'irritation qu'elles excitaient sur la peau. Les effets que produisent les fumigations sulfureuses, sont relatifs à leur température, à la constitution individuelle et à beaucoup d'autres circonstances. Les malades éprouvent quelquefois de la céphalalgie, des étourdissemens, des syncopes, des défaillances, de la gêne pour respirer, etc.

Nous avons fait à l'hôpital Saint-Louis, en 1821, une suite d'expériences pour déterminer les effets des fumigations de diverse nature. J'ai pu constater sur moi-même dans les fumigations sulfureuses, la plupart des phénomènes que je viens d'indiquer.

Il y a des constitutions chez lesquelles, les fumigations sulfureuses ne doivent être prescrites qu'avec réserve. Les femmes, en général, paraissent les supporter plus difficilement que les hommes.

Les fumigations sulfureuses peuvent être administrées seules, ou bien on peut les combiner avec les bains d'eau simple ou de vapeurs, avec les bains sulfureux, alcalins, etc. En voici quelques observations.

XIX.e OBSERVATION.

Prurigo intense, dans lequel les démangeaisons sont plus fortes la nuit que le jour. — Les fumigations sulfureuses, administrées tous les deux jours, procurent la guérison.

Bonjour, Antoinette, fille, âgée de 40 ans, journalière, contracta la gale à l'âge de 13 ans. Cette éruption n'offrit rien de particulier dans sa marche ni dans sa durée. Dans le courant du mois d'août 1820, Bonjour éprouva des démangeaisons avec un sentiment d'ardeur sur les bras, les épaules et les cuisses. Une éruption d'un rouge vif ne tarda pas à se manifester; elle augmenta beaucoup en peu de tems, par les imprudences de la malade, qui se grattait sans garder aucun ménagement. Le sommet des boutons fut bientôt arraché, des ulcérations de diverses grandeurs et de petites éminences noirâtres en furent le résultat. Bonjour entra à l'hôpital Saint-Louis, le 17 octobre 1820. Une grande partie des ulcérations avait perdu beaucoup de leur rougeur, la démangeaison etait moins ardente que dans le commencement. La peau sans être dure ni rugueuse, fournissait une petite quantité de poussière grisâtre et blanchâtre, provenant de l'épiderme et de la dessication d'une matière sanguinolente, fournie par les boutons arrachés. On prescrivit, pour traitement, les fumigations sulfureuses tous les deux jours. La guérison eut lieu le 5 du mois de novembre 1820.

Je dois faire observer ici, que la guérison ne s'obtient pas toujours aussi promtement; j'ai vu des malades, qui ont pris une énorme quantité de fumigations sulfureuses, sans en obtenir presque aucun soulagement. Cela, au reste, n'est point surprenant, dans une maladie qui résiste quelquefois à tous les moyens curatifs.

XX.me OBSERVATION.

Prurigo accompagné de démangeaisons ardentes qui causent l'insomnie et qui forcent le malade à quitter son lit. — Les bains simples, suivis de l'administration des fumigations sulfureuses et d'une boisson amère, produisent la guérison.

Dufresne, Louis-Dénis, garçon, âgé de 53 ans, contracta deux fois la gale, dans l'espace de douze ans. Au mois d'août 1820, il se manifesta derrière les épaules et sur les lombes, des boutons avec des démangeaisons, qui causèrent l'insomnie; ces démangeaisons étaient accompagnées, tantôt d'un sentiment d'ardeur, et d'autres fois de picotemens. Quelquefois même elles étaient si ardentes, que le malade était obligé de quitter son lit. L'éruption augmenta de jour en jour, et lorsque Dufresne entra à l'hôpital Saint-Louis le 22 septembre 1820, les membres supérieurs étaient couverts de boutons et de croûtes grisâtres, saillantes, irrégulières, arrondies; l'épiderme était détaché sur le pourtour et la peau présentait une couleur légèrement violette. Il y avait beaucoup de petites ulcérations, les unes très-rouges, les autres rouges au centre et pales à la circonférence; on observait autour de ces petites ulcérations, des espèces de rides qui les faisaient paraître comme froncées. Derrière les épaules et à la région lombaire; il y avait un assez bon nombre de boutons rouges, arrondies, très-volumineux; il y en avait d'autres qui étaient durs et farineux. On prescrivit pour traitement les bains simples et ensuite les fumigations sulfureuses. La boisson fut une décoction de bardane et de patience. Dufresne sortit guéri de l'hôpital Saint-Louis, le 3 janvier 1821.

XXI.me OBSERVATION.

Prurigo assez intense, guéri par les bains de vapeurs et les fumigations sulfureuses alternativement.

Dubois, âgé de 19 ans, carossier, demeurant dans un endroit humide, n'avait jamais contracté la gale, lorsque des furoncles se manifestèrent en divers endroits, avec une éruption rouge assez intense. On employa les frictions sulfureuses, qui firent disparaître l'éruption en peu de tems. Bientôt après, une éruption prurigineuse se développa et fit rentrer Dubois à l'hôpital Saint-Louis, le 7 août 1820. Les avant-bras présentaient beaucoup d'élévations croûteuses, inégales, arrondies, dont la circonférence était rougeâtre. On observait de plus, des boutons rouges qui prenaient en croissant une couleur blanchâtre. On remarqait aussi des élévations dures, arrondies, légèrement rouges et d'une consistance comme cartilagineuse. Il y avait des picotémens et des démangeaisons, qui augmentaient beaucoup d'intensité le soir et la nuit. Ce malade avait couché longtems avec son frère, sans lui communiquer son affection. On administra les bains de vapeurs et les fumigations sulfureuses alternativement. Dubois sortit de l'hôpital Saint-Louis, le 23 novembre 1820.

ART. V. (*Des Linimens.*)

L'extrême malpropreté à laquelle donne lieu ce mode de traitement, est déjà un motif qui doit empêcher ~~d'en faire~~ un fréquent usage. Il est peu de linimens, d'ailleurs, qui jouissent de beaucoup d'efficacité dans cette maladie. Cependant celui de M. Sumeyre, dont voici la composition, nous a paru le plus convenable.

℞. Racine de dentelaire. . . . . deux ou trois poignées.
Huile d'olive. . . . . 1 livre.

Pilez la racine dans un mortier de marbre, versez ensuite dessus l'huile bouillante, et agitez ensemble pendant trois ou quatre minutes; mettez le tout sur un linge, et quand l'huile sera passée, exprimez fortement la racine, dont on ne laissera qu'une partie dans le linge, qu'on liera en forme de nouet, pour frictionner les malades. On devra tremper ce nouet dans l'huile bien chaude toutes les fois qu'on s'en servira.

Ce liniment a procuré dans quelques occasions, une guérison assez prompte. Une chose remarquable, c'est que les médicamens irritans, qui ont produit dans le traitement de la gale des effets nuisibles, ont été pour le prurigo d'une assez grande utilité.

Quoique cette remarque ne soit point applicable à tous les cas, j'ai eu cependant occasion de la faire un assez bon nombre de fois. Nous ne chercherons point à en expliquer les motifs, nous nous contenterons d'avoir indiqué le fait.

Art. VI. (*Des Pommades.*)

L'analogie que présente le prurigo avec la gale, nous a donné l'idée d'essayer plusieurs sortes de pommades. De toutes les préparations que nous avons employées, celles de soufre nous semblent devoir mériter la préférance. On peut en varier les formes à l'infini et y associer diverses substances, comme le savon blanc, la potasse, etc.

La pommade suivante nous a assez souvent réussi dans le traitement du prurigo.

℞. Soufre lavé. . . . . } *de chaque parties égales.*
Savon-blanc. . . . . }

Mettez le savon rapé et l'eau dans un vase, remuez avec une spatule de tems en tems, passez à travers un tamis et ajoutez le soufre. On fait deux frictions par jour, une le matin et une le soir, en ayant soin de ne mettre qu'une petite quantité de pommade aux articulations, et d'en suspendre l'usage lorsqu'il se manifeste des rougeurs.

Cette pommade ne présente point les inconvéniens de beaucoup d'autres préparations, qui occasionnent une grande malpropreté et qui salissent beaucoup le linge. Elle paraît aussi procurer la guérison dans un tems plus court.

Nous avons essayé plusieurs pommades dans la composition desquelles entraient des plantes irritantes; mais ces pommades ont eu des effets tellement variés, qu'il m'est impossible d'en rendre un compte exact; d'autant plus que mes observations, n'étant pas assez multipliées sur ce point, je craindrais d'en tirer de fausses conséquences.

Art. VII. (*Des Lotions.*)

De toutes les lotions qui ont été employées à l'hôpital Saint-Louis, la suivante doit l'emporter sur toutes les autres, et même sur les pommades:

℞. Soufre précipité de sulfure de potasse. . . . . . 1 livre.
Eau. . . . . 4 livres.

Il faut agiter avec soin la liqueur chaque fois qu'on s'en sert.

Voici une observation dans laquelle cette lotion a eu le plus grand succès.

XXII.me Observation.

Prurigo développé peu de tems après la naissance, augmentant d'intensité à chaque renouvellement de saison, et plus tard aux époques menstruelles — Guérison par les lotions sulfureuses.

Fouquet, Désirée, fille, âgée de 16 ans, blanchisseuse, entra à l'hôpital Saint-Louis le 6 octobre 1821, pour y être traitée d'une affection prurigineuse qu'elle portait depuis l'âge de deux ans. Cette jeune fille fût réglée à dix ans et demi ; le prurigo diminua alors d'intensité, sans disparaître entièrement. Pendant la menstruation, l'éruption prenaît de l'accroissement et les démangeaisons devenaient plus ardentes. On la voyait également se multiplier à chaque renouvellement de saison ; elle était toujours beaucoup plus abondante en été qu'en hiver. Fouquet fit plusieurs fois usage, avec succès, du sirop anti-scorbutique ; il y avait, pendant son administration, un mieux être très-notable ; cependant la guérison ne fut jamais complète. Lorsque nous vîmes la malade, le 7 octobre, le corps était couvert d'une éruption très-intense. La peau offrait une foule de boutons à tête noirâtre ; elle était coriace, dure, gercée et farineuse. (Lotion sulfureuse, bains simples.) Au bout de quelques jours, la peau se nettoya parfaitement et devint souple. Fouquet sortit de l'hôpital Saint-Louis, le 4 novembre 1821 ; il y avait déjà plusieurs jours qu'elle était guérie. La peau avait repris une souplesse que l'on ne croyait pas pouvoir obtenir aussi promptement. Il n'y avait plus aucune démangeaison.

Je ne puis résister au désir de citer encore une nouvelle observation qui atteste l'efficacité des lotions sulfureuses.

XXIII.me Observation.

Prurigo produit par une mauvaise nourriture et l'habitation dans les prisons. Cette éruption, qui disparaissait en partie pendant les tems froids, offrait un accroissement remarquable au retour du printems et pendant les chaleurs. — Guérison par les lotions sulfureuses.

Julien, Jean-François, journalier, âgé de 41 ans, demeura pendant vingt ans au service militaire. Il contracta trois ou quatre fois la gale, qui fut traitée et bien guérie. Il passa plusieurs campagnes rigoureuses, exposé à toutes les intempéries des saisons, couché au bivouac et se nourrissant fort mal. Plongé ensuite dans les prisons d'Angleterre, où il séjourna pendant huit ans, Julien fût contraint de faire continuellement usage d'une très-mauvaise nourriture. Il couchait par terre dans un endroit très-humide et n'avait qu'un mauvais sac pour toute couverture. Dès-lors, il ne tarda pas à ressentir des démangeaisons qui donnèrent bientôt naissance à une éruption rougeâtre. Cette éruption se propagea d'un endroit du corps à un autre, et finit par le recouvrir presque entièrement. Le cuir chevelu lui-même n'en fut pas exempt. Julien garda son affection pendant près de dix ans ; elle disparaissait en grande partie pendant les tems froids, et se reproduisait à chaque printems. Il est à remarquer que cet homme faisait un usage habituel des salaisons ; il mangeait jusqu'à vingt-quatre harangs par jour. Il y a deux ans et demi, il fut soumis, à l'hôpital Saint-Louis, à un traitement par les fumigations sulfureuses. La guérison ne fut que momentanée. Julien éprouve depuis deux mois des démangeaisons très-fortes; et une éruption rouge, accompagnée de furoncles, s'est manifestée aux fesses, sur le dos et diverses autres parties. Il entra à l'hôpital Saint-Louis, le 19 octobre 1821. (Lotion sulfureuse pour tout traitement.) La démangeaison qui était ardente, diminua presque aussitôt, l'éruption s'éteignit, et le 6 novembre 1821, la guérison était complète. Une chose remarquable dont j'ai omis de parler, c'est que, pendant l'usage des salaisons, Julien éprouvait une augmentation très-notable dans son affection.

CHAPITRE IV.

Modification du Traitement du Prurigo, selon l'âge, les constitutions individuelles, certaines circonstances particulières, etc.

Quelle que soit l'efficacité dont jouisse un médicament dans le traitement d'une maladie, il est impossible de pouvoir l'employer utilement dans tous les cas de cette maladie. Le soufre qui a été regardée comme un spécifique dans la gale, ne fait pas même exception à la règle générale.

Le prurigo, plus qu'aucune autre affection, exige des modifications infinies dans le traitement, suivant une foule de circonstances différentes : comme l'âge, le sexe, la constitution individuelle, les causes, etc.

Dans le bas-âge, on ne peut point prescrire de fumigations sulfureuses; elles produisent des effets nuisibles sur la peau, qui conserve beaucoup de sensibilité. On évitera également les pommades trop irritantes, dont nous avons souvent déploré les funestes effets. On a reçu plusieurs fois, à l'hôpital Saint-Louis, des enfans qui avaient été traités de cette manière; ils portaient, sur tout le corps, une éruption inflammatoire des plus intenses, avec des plaques rouges qui causaient les douleurs les plus cruelles. L'existence de ces êtres délicats a été souvent compromise par de semblables traitemens.

Si l'on veut se servir de pommades chez les enfans, on usera préférablement des préparations sulfureuses. Les bains émolliens, ou d'eau de son, dans lesquels on plonge les jeunes enfans pendant une heure et plus, ont souvent procuré des résultats très-heureux. Dans quelques cas, les bains alcalins ont produit des effets merveilleux; ils sont surtout applicables quand on a administré précédemment les bains simples. Les bains de vapeurs ne conviennent point dans le bas-âge.

Les médicamens irritans, en général, conviennent moins aux femmes qu'aux hommes, et on devra toujours s'en servir avec prudence. Pendant l'écoulement menstruel, il est quelquefois nécessaire de suspendre le traitement, qui pourrait entraver ou même arrêter la marche de cette fonction naturelle. Les lotions sulfureuses, les bains simples, sulfureux ou alcalins, et quelquefois les bains de vapeurs aqueuses, sont des moyens externes que l'on peut employer avec succès chez les femmes.

Dans les cas de pléthore, on pratiquera, fort à propos, des saignées générales ou locales, suivant les cas particuliers. Les sels neutres et les délayans conviennent plus particulièrement aux tempéramens bilieux.

Il y a certaines constitutions qui, soit à cause de leur faiblesse, soit à cause d'une grande sensibilité, ne peuvent point supporter l'usage de certains médicamens; il ne faudra point alors insister sur l'emploi de ces moyens qui pourraient donner lieu à des syncopes, à la fièvre, à des accès nerveux, et qui pourraient finir même par être suivis de très-mauvais résultats.

Dans le traitement du prurigo, on doit principalement s'attacher à combattre les causes qui lui ont donné naissance; ainsi, par exemple, on cherchera à rétablir le cours des menstrues, lorsque la maladie sera produite par la suppression de cet écoulement périodique. On conseillera un régime végétal et des boissons adoucissantes, si elle est occasionnée par l'usage des alimens salés, ou l'abus des liqueurs alcoholiques.

Dans certains cas, le prurigo est l'effet d'une lésion organique interne : on portera alors tous les soins du côté de l'organe affecté; un traitement interne, approprié à la nature du mal, pourra produire de grands avantages, tandis qu'un traitement externe inconsidéré amène souvent des accidens très-graves.

Lorsque la maladie tient à quelques chagrins, le traitement employé est souvent très-long et de peu d'efficacité, parce que dans un grand nombre de cas, il est fort difficile et quelquefois même impossible de détruire les causes qui ont produit l'affection prurigineuse. Cependant on conseillera la promenade, l'exercice et tous les moyens possibles de distraction; on devra aussi prescrire quelques bains simples, sulfureux ou alcalins, dont on a retiré d'assez bons effets dans plusieurs circonstances particulières. Le mercure doux, associé au soufre et les amers à l'intérieur, ont aussi produit, parfois, des résultats avantageux.

ARRAS : Imprimerie de la V.e BOCQUET, Imprimeur-Libraire de l'Évêché, petite Place.

TABLEAU GÉNÉRAL *des Malades entrés pour le Prurigo*

HOMMES.

PROFESSIONS.	Janvier.	Février.	Mars.	Avril.	Mai.	Juin.	Juillet.	Août.	Septembre.	Octobre.	Novembre.	Décembre.	Par An.
Sapeurs-Pompiers.	1	»	»	»	2	»	»	2	»	1	»	»	6
Militaires retirés. .	»	»	»	»	3	»	»	2	»	»	1	»	6
Journaliers.	1	2	»	»	»	»	»	1	»	»	1	»	5
Sans État.	»	»	»	»	»	»	1	1	»	»	1	»	3
Charretiers.	1	»	»	»	»	1	»	»	»	»	»	»	2
Ouvriers.	1	»	»	»	»	»	»	»	»	»	»	»	1
Domestiques.	1	»	»	»	»	»	»	»	1	»	»	»	2
Musiciens.	»	1	»	»	»	»	»	»	»	»	»	»	1
M.ds-Ambulans. . .	»	1	»	»	»	1	»	»	»	»	»	»	2
Maçons.	»	1	»	»	»	1	»	»	»	»	»	»	2
Ménuisiers.	»	1	»	»	»	»	»	»	»	»	»	»	1
Férailleurs.	»	»	1	»	»	»	»	»	»	»	»	»	1
Perruquiers.	»	»	1	»	»	»	»	»	»	1	»	»	2
Imprimeurs.	»	»	1	»	1	»	»	»	»	1	»	»	3
Tailleurs.	»	»	1	»	»	»	»	»	»	1	»	»	2
Jardiniers.	»	»	1	»	»	»	»	»	»	»	1	»	2
Écrivains.	»	»	1	»	1	»	»	»	1	»	»	»	3
Tourneurs.	»	»	»	1	»	»	»	»	»	»	»	»	1
Artistes.	»	»	»	1	»	»	»	»	»	»	»	»	1
Employés retirés. .	»	»	»	»	»	1	1	»	»	»	»	»	2
Bijoutiers.	»	»	»	»	»	1	»	»	»	»	»	»	1
Maréchaux.	»	»	»	»	»	»	1	»	»	»	»	»	1
Boutonniers.	»	»	»	»	»	»	1	»	1	»	»	»	2
Terrassiers.	»	»	»	»	»	»	1	1	»	»	»	»	2
Orfévres.	»	»	»	»	»	»	1	»	»	»	»	»	1
Cordonniers.	»	»	»	»	»	»	1	»	»	»	»	1	2
Peintres.	»	»	»	»	»	»	»	1	»	»	»	»	1
Carossiers.	»	»	»	»	»	»	»	1	»	»	»	»	1
Prêtres.	»	»	»	»	»	»	»	1	»	»	»	»	1
Instituteurs.	»	»	»	»	»	»	»	»	1	»	»	»	1
Frotteurs.	»	»	»	»	»	»	»	»	1	»	»	»	1
M.ds de Vin.	»	»	»	»	»	»	»	»	2	»	»	»	2
Confiseurs.	»	»	»	»	»	»	»	»	»	1	»	»	1
Employés.	»	»	»	»	»	»	»	»	»	1	»	»	1
Porteurs-d'eau. . .	»	»	»	»	»	»	»	»	»	1	»	»	1
Selliers.	»	»	»	»	»	»	»	»	»	1	»	»	1
Traiteurs.	»	»	»	»	»	»	»	»	»	1	»	»	1
Avocats.	»	»	»	»	»	»	»	»	»	1	»	»	1
Cultivateurs.	»	»	»	»	»	»	»	»	»	»	1	»	1
Teinturriers.	»	»	»	»	»	»	»	»	»	»	1	»	1
Chapelliers.	»	»	»	»	»	»	1	1	»	»	»	»	2
	5	6	6	2	7	5	8	11	7	10	6	1	74

à l'Hôpital Saint-Louis, pendant le cours de l'année 1819.

FEMMES.

PROFESSIONS.	Janvier.	Février.	Mars.	Avril.	Mai.	Juin.	Juillet.	Août.	Septembre.	Octobre.	Novembre.	Décembre.	Par An.
Journalières.	1	1	»	1	1	»	»	»	»	»	»	»	4
Lingères.	1	1	»	»	1	1	»	»	»	1	1	»	6
Ravodeuses.	1	»	»	»	»	»	»	»	»	»	»	»	1
Institutrices.	1	»	»	»	»	»	»	»	»	»	»	»	1
Portières.	»	1	»	»	»	»	»	»	»	»	»	»	1
Sans État.	»	1	»	1	»	1	»	»	»	»	»	»	3
Couturières.	»	»	2	»	1	»	»	»	»	»	»	»	3
Domestiques.	»	»	1	»	»	1	1	»	1	1	»	»	5
Culottières.	»	»	1	»	»	»	»	1	»	»	»	»	2
Fem.es de ménage.	»	»	»	»	1	»	»	1	»	»	»	»	2
Gantières.	»	»	»	»	»	»	1	»	»	»	»	»	1
Coupeuse de poils.	»	»	»	»	»	»	»	»	1	»	»	»	1
Dentellieres.	»	»	»	»	»	»	»	»	»	1	»	»	1
Fleuristes.	»	»	»	»	»	»	»	»	»	1	»	»	1
Blanchisseuses.	»	»	»	»	»	»	»	»	»	1	»	»	1
Cotonnières.	»	»	»	»	»	»	»	»	»	»	1	»	1
Ouvrières en soie.	»	»	»	»	»	»	»	»	»	»	1	1	1
M.des ambulantes.	»	»	»	»	»	»	»	»	»	»	»	1	1
	4	4	4	2	4	3	2	2	2	5	3	2	37

Je dois faire remarquer que des Tableaux analogues à celui-ci ont été dressés pendant plusieurs années, et que j'ai toujours obtenu à-peu-près les mêmes résultats.

www.ingramcontent.com/pod-product-compliance
Ingram Content Group UK Ltd.
Pitfield, Milton Keynes, MK11 3LW, UK
UKHW022145190726
13855UKWH00003B/1348